Knöpfel

**Endlich Schluss mit
Blasen-Entzündungen**

## Die Autorin

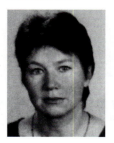

**Dipl.-Biol. Silvia Knöpfel,** Jahrgang 1959, ist verheiratet und hat drei Kinder. Nach dem Studium der Biologie mit Schwerpunkt Mikrobiologie und forschender Tätigkeit an der Bundesforschungsanstalt für Ernährung in Karlsruhe, ist sie seit über 10 Jahren als Medizinjournalistin tätig. Sie hat mehrere Fachbücher und zahlreiche Beiträge in den verschiedensten Medien publiziert.

Silvia Knöpfel

# Endlich Schluss mit Blasen-Entzündungen

- Das Wirksamste aus Schulmedizin und Naturheilkunde
- Mit großem Selbsthilfe-Programm: Schmerzen lindern, gezielt vorbeugen
- Wenn der Arzt nichts findet: das unbekannte Leiden Interstitielle Cystitis

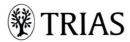

*Bibliografische Information Der Deutschen Bibliothek*
Die Deutsche Bibliothek verzeichnet diese Publikation in der Deutschen Nationalbibliografie; detaillierte bibliografische Daten sind im Internet über http://dnb.ddb.de abrufbar

Leserservice:

Wenn Sie Fragen oder Anregungen zu diesem Buch haben, schreiben Sie uns:
TRIAS Verlag
Postfach 30 05 04
70445 Stuttgart
Oder besuchen Sie uns im Internet: unter www.trias-gesundheit.de

Umschlaggestaltung:
Cyclus · Visuelle Kommunikation, Stuttgart

Programmplanung: Uta Spieldiener

Redaktion: Verlagsbüro Kopal, Julia Alber

Textfotos: PhotoDisc, Inc.;
N. Reismann, Villingen-Schwenningen

Zeichnungen: Chr. Solodhoff, Neckargmünd

Umschlagfoto: vorne: Corbis, hinten: ZEFA

© 2003 TRIAS Verlag in MVS Medizinverlage Stuttgart GmbH & Co. KG
Printed in Germany

Satz: Fotosatz H. Buck, Kumhausen
Druck: Gulde-Druck, Tübingen

Gedruckt auf chlorfrei gebleichtem Papier

ISBN 3-8304-3081-7     1 2 3 4 5 6

**Wichtiger Hinweis:**
Wie jede Wissenschaft ist die Medizin ständigen Entwicklungen unterworfen. Forschung und klinische Erfahrung erweitern unsere Erkenntnisse, insbesondere was Behandlung und medikamentöse Therapie anbelangt. Soweit in diesem Werk eine Dosierung oder eine Applikation erwähnt wird, darf der Leser zwar darauf vertrauen, dass Autoren und Verlag große Sorgfalt darauf verwandt haben, dass diese Angabe **dem Wissensstand bei Fertigstellung des Werkes** entspricht.
Für Angaben über Dosierungsanweisungen und Applikationsformen kann vom Verlag jedoch keine Gewähr übernommen werden. **Jeder Benutzer ist angehalten,** durch sorgfältige Prüfung der Beipackzettel der verwendeten Präparate und gegebenenfalls nach Konsultation eines Spezialisten festzustellen, ob die dort gegebene Empfehlung für Dosierungen oder die Beachtung von Kontraindikationen gegenüber der Angabe in diesem Buch abweicht. Eine solche Prüfung ist besonders wichtig bei selten verwendeten Präparaten oder solchen, die neu auf den Markt gebracht worden sind. **Jede Dosierung oder Applikation erfolgt auf eigene Gefahr des Benutzers.** Autoren und Verlag appellieren an jeden Benutzer, ihnen etwa auffallende Ungenauigkeiten mitzuteilen.

Geschützte Warennamen (Warenzeichen) werden **nicht** besonders kenntlich gemacht. Aus dem Fehlen eines solchen Hinweises kann also nicht geschlossen werden, dass es sich um einen freien Warennamen handelt.
Das Werk, einschließlich aller seiner Teile, ist urheberrechtlich geschützt. Jede Verwertung außerhalb der engen Grenzen des Urheberrechtsgesetzes ist ohne Zustimmung des Verlages unzulässig und strafbar. Das gilt insbesondere für Vervielfältigungen, Übersetzungen, Mikroverfilmungen und die Einspeicherung und Verarbeitung in elektronischen Systemen.

| | |
|---|---|
| Geleitwort | 8 |
| Vorwort der Autorin | 9 |

## ● Aufbau und Funktion der Harnwege  11

| | |
|---|---|
| Die Nieren – Hochleistungsfilter mit Kontrollfunktion | 12 |
| Einbahnstraße Harnleiter | 14 |
| Sammelbecken Harnblase | 15 |
| Die Harnröhre – der »kleine Unterschied« | 16 |

## ● Harnwegsinfektionen – ein Frauenleiden?  19

| | |
|---|---|
| Wie entsteht eine Cystitis? | 21 |
| ● Warum gerade ich? | 21 |
| ● Bakterien sind überall | 24 |
| ● Bakterien im Urin, aber keine Beschwerden – die asymptomatische Harnwegsinfektion | 25 |
| **Checkliste** Symptome und mögliche Ursachen von Harnwegsinfektionen | 26 |
| Symptome einer Harnwegsentzündung | 28 |
| ● So fängt es an | 28 |
| ● Infektion der oberen Harnwege | 29 |

## ● So werden Harnwegsinfektionen diagnostiziert  33

| | |
|---|---|
| Notwendige Untersuchungen | 34 |
| ● Das Patientengespräch | 35 |
| ● Die körperliche Untersuchung | 37 |
| ● Die Urinuntersuchung | 37 |
| ● Die Ultraschalluntersuchung (Sonographie) | 41 |
| ● Beschwerden ohne Keimnachweis | 42 |

## ● So werden Harnwegsinfektionen behandelt  45

| | |
|---|---|
| Durchspülungstherapie – Bakterien einfach ausschwemmen | 46 |

# Inhalt

| | |
|---|---|
| • Welche Getränke sind geeignet? | 47 |
| Die medikamentöse Therapie von Harnwegsinfektionen | 49 |
| • Symptomatische Therapie – Erste Hilfe gegen Schmerzen | 50 |
| • Kausale Therapie – Kampf den Erregern | 52 |
| Vorbeugung und Behandlung wiederkehrender Harnwegsinfektionen | 57 |
| • Antibiotika nach dem Sex? | 57 |
| • Bringen Sie Ihre Immunabwehr auf Trab | 58 |
| • Östrogen für Frauen in der Menopause | 59 |

## ● Das Sofortprogramm für die ersten Anzeichen einer Blasenentzündung    61

| | |
|---|---|
| 1. Sofortmaßnahme: Trinken, trinken | 62 |
| 2. Sofortmaßnahme: Urin neutralisieren | 63 |
| 3. Sofortmaßnahme: Häufig zur Toilette gehen | 64 |
| 4. Sofortmaßnahme: Wärme | 65 |
| 5. Sofortmaßnahme: Hygiene | 67 |
| 6. Sofortmaßnahme: Schmerzmittel | 67 |

## ● Empfehlenswerte pflanzliche Heilmittel    69

| | |
|---|---|
| Ackerschachtelhalm – Equiseta herba | 74 |
| Bärentraubenblätter – Arctostaphylos uva ursi | 75 |
| Birkenblätter – Betulae folium | 76 |
| Brennnessel – Urticae herba | 77 |
| Meerrettich – Armoracia rusticana | 78 |
| Orthosiphonblätter – Orthosiphon spicatus | 79 |
| Goldrute – Solidagus virgaurea | 80 |
| Hauhechel – Ononis spinosa | 81 |
| Liebstöckelwurzel – Levisticum officinale | 81 |
| Löwenzahnwurzel und -kraut – Taraxacum officinale | 88 |

## Inhalt

- **So vermeiden Sie Blasenentzündungen** — 85
  - Hygiene als Krankheitsprophylaxe — 86
    - Richtige Toilettenhygiene — 86
    - Vollbäder — 89
  - Erfülltes Sexualleben – Genuss ohne Reue — 90
    - Hygiene vor dem Sex — 90
    - Leben Sie Ihre Vorlieben aus — 91
    - Lust ohne »Nachspiel« — 94
    - Verhütungsmittel — 94
  - Checkliste Blasenentzündungen vorbeugen — 101

- **Interstitielle Cystitis – das spät erkannte Leiden** — 105
  - Das ungeklärte Martyrium — 106
    - Symptome der IC — 106
    - Was weiß man über die Entstehung der IC? — 107
  - Diagnose bei Verdacht auf IC — 110
  - So wird die interstitielle Cystitis therapiert — 111
    - Medikamente bei interstitieller Cystitis — 111
    - Medikamente zur intravesikalen Therapie — 114
    - Schmerztherapie bei interstitieller Cystitis — 115
    - IC und Ernährung — 122
    - Harnblasenoperation als letzter Ausweg — 123

- **Informationen zum Thema** — 124
  - Der ICA-Deutschland e.V. Förderverein Interstitielle Cystitis — 125

- **Sachverzeichnis** — 126

## Geleitwort

Die beste Medizin nützt nichts, wenn ich sie nicht richtig anwenden kann. Da helfen uns auch Packungsbeilagen nicht viel weiter. Auch mein behandelnder Arzt wird kaum die Zeit finden, mich genauer zu informieren. Umso erfreulicher ist dieses Buch. Blasenentzündungen gehören zu den Tabuthemen und das trotz extremer Häufigkeit. Über Blasenentzündungen erfahre ich hier viel Wissenswertes – übersichtlich und in verständlicher Sprache.

Erstmals geht die Autorin aber noch einen Schritt weiter. Denn obwohl der Begriff der Interstitiellen Cystitis (IC) bereits Ende des 19. Jahrhunderts erstmals wissenschaftlich genannt wird, gilt diese Erkrankung auch nach über 100 Jahren noch als letztlich unklare, unheilbare und chronisch verlaufende Blasenerkrankung. Das Blasenentzündungen nicht nach außen sichtbar sind und die Ursachen der Interstitiellen Cystitis noch unklar sind, gerät der Betroffene regelmäßig zusätzlich in »Beweisnot«. Unwissenheit und Überheblichkeit verleitet viele Menschen dazu das Leid von Cystitis-Patienten als »nicht so schlimm«, Modeerscheinung oder Psycho-Tick zu diffamieren. So ist neben ständigem Harndrang, Miktionshäufigkeit und Schmerz auch die psychische Belastung erdrückend.

In diesem Buch gibt Silvia Knöpfel wichtige Informationen, Tipps und Anregungen. Sie schreibt erfrischend offen über Probleme, die mit Blasenentzündungen und Interstitieller Cystitis einhergehen. Dieses nachlesen und auch anderen vorzeigen zu können, hilft den Betroffenen sehr und macht es den Ignoranten besonders schwer, Anerkennung zu verwehren. Wir danken Frau Knöpfel sehr.

Barbara Mündner-Hensen und Jürgen Hensen
ICA-Deutschland e. V.

## Vorwort der Autorin

Ungefähr jede vierte Frau hat mindestens einmal in ihrem Leben eine Harnwegsinfektion. Viele von ihnen leiden immer wieder unter den gefürchteten, plötzlich einsetzenden Symptomen. An sie richtet sich das vorliegende Buch in erster Linie. Denn mit einigem Wissen über die Entstehung der Erkrankung, über ihre Diagnose und Therapie werden sie die Vorgänge in ihrem Körper besser verstehen lernen und die ersten Anzeichen einer Harnwegsinfektion erkennen können.

Das große Selbsthilfeprogramm leitet Sie Schritt für Schritt dazu an, schon bei den ersten Hinweisen auf eine Infektion alle notwendigen Maßnahmen zu ergreifen, um die Erkrankung abzuwehren. Eine Behandlung mit Antibiotika wird so in vielen Fällen ganz überflüssig.

Schließlich möchte ich, dass Sie nie wieder unter einer schmerzhaften Cystitisattacke zu leiden haben. Deshalb habe ich großen Wert darauf gelegt, zu erklären, wie man Harnwegsinfektionen vorbeugt und die Tipps zur richtigen Hygiene und Ernährung in einem Vorbeugeprogramm zusammengefasst.

Das Buch richtet sich darüber hinaus an die vielen Frauen, die unter »Interstitieller Cystitis« (IC) leiden. Diese schwere Erkrankung ist in der Bevölkerung so gut wie unbekannt und auch die medizinische Forschung steht bei ihr noch am Anfang. Ich fasse in dem vorliegenden Buch den aktuellen Wissensstand zusammen. Bis jetzt gibt es keine Therapie der IC, alle Bemühungen richten sich aber darauf, die Symptome zu bessern und Schmerzen zu lindern. Die gebräuchlichsten Konzepte werden hier vorgestellt.

Mein Dank gilt Frau Spieldiener vom Trias-Verlag, für die Anregung zu diesem Buch, sowie Frau Mündner-Hensen und Herrn Hensen vom Förderverein Interstitielle Cystitis für die kritische Durchsicht des IC-Kapitels. Und natürlich meiner Familie für ihre Geduld und Nachsicht während der vielen Stunden Arbeit an diesem Manuskript.

Silvia Knöpfel

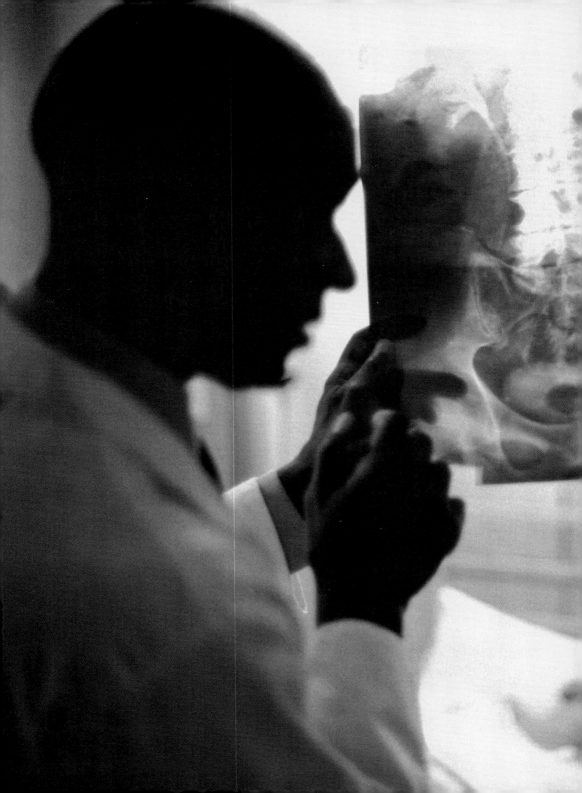

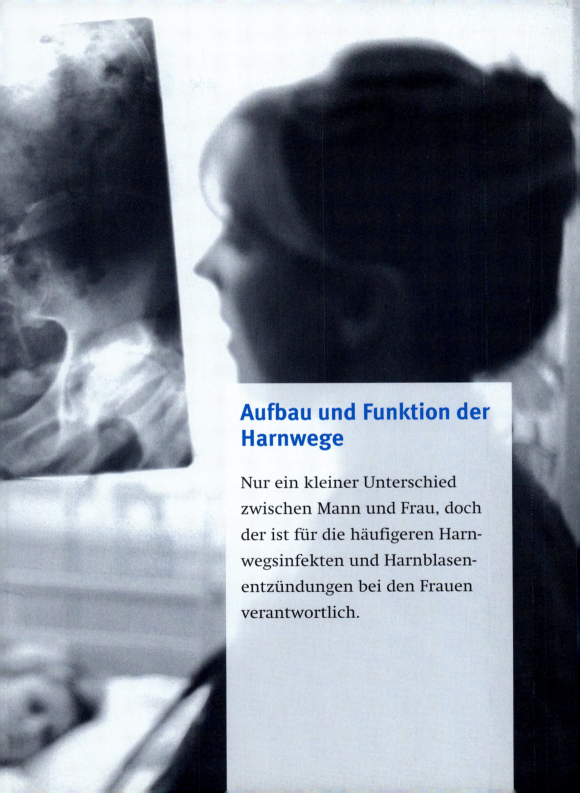

## Aufbau und Funktion der Harnwege

Nur ein kleiner Unterschied zwischen Mann und Frau, doch der ist für die häufigeren Harnwegsinfekten und Harnblasenentzündungen bei den Frauen verantwortlich.

# Aufbau und Funktion der Harnwege

Das Ausscheidungssystem für die wasserlöslichen Abfallstoffe des Körpers besteht aus den Nieren, den Nierenbecken, den Harnleitern, der Harnblase und der Harnröhre.

Die Harnwege stehen sowohl entwicklungsgeschichtlich als auch von ihrer Lage her in engem Zusammenhang zu den Geschlechtsorganen, weshalb man auch vom Urogenitaltrakt spricht. Bei dem Aufbau der Harnwege existieren zwar Abweichungen zwischen Mann und Frau, doch gibt es keine grundlegenden Unterschiede wie bei den Fortpflanzungsorganen.

Die Nieren filtern die Schlackenstoffe aus dem Blut und sorgen dafür, dass der Körper nicht durch seine eigenen Stoffwechselprodukte vergiftet wird. Unterhalb der zwei Nieren liegen jeweils die Nierenbecken als kleine Sammelbehälter. Diese münden in die Harnleiter, die den Harn von den Nieren weg zur Harnblase leiten. Dort wird der Harn gesammelt und schließlich durch die Harnröhre ausgeschieden.

## Die Nieren – Hochleistungsfilter mit Kontrollfunktion

Die Nieren sind lebenswichtige Organe. Ohne Nierenfunktion hat sich der Körper innerhalb weniger Tage selbst vergiftet.

Jede Niere enthält etwa 1 Million Nierenkörperchen, die so genannten Glomerula. In ihnen befindet sich ein hoch effektives Filtersystem aus kleinsten Gefäßen (Kapillaren) und auf- und absteigenden Röhrchen (Tubuli).

Obwohl beide Nieren nur etwa 0,4 % des Körpergewichts ausmachen – bei einem Erwachsenen sind dies ca. 150 g – werden sie pro Minute von 1,2 Liter Blut durchflossen. In 24 Stunden filtrieren sie unsere gesamte Blutmenge etwa 60-mal. Das sind 170 Liter Blut pro Tag!

Durch hormonell und elektrochemisch gesteuerte Vorgänge in den Tubuli werden rund 168–169 Liter wieder vom Körper aufgenommen. Nur die restlichen ein, zwei Liter sind der eigentliche Urin. Diese konzentrierte Bouillon enthält all die wasserlöslichen Abfallstoffe, die bei der Aufspaltung der Nahrung im Körper entstehen, so zum Beispiel Harnstoff oder Gifte aus dem Abbau von Medikamenten.

Die Tubuli münden in zahlreiche Sammelröhrchen und diese wieder in zipfelförmige Ausbuchtungen der Nieren, die Papillen. Aus den Papillen tropft der Urin in einen ersten Sammelbehälter, das Nierenbecken.

## Die Nieren – Hochleistungsfilter mit Kontrollfunktion

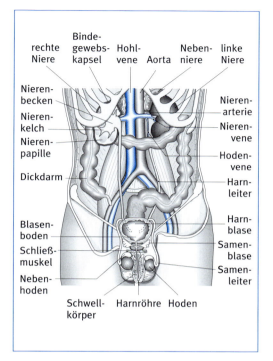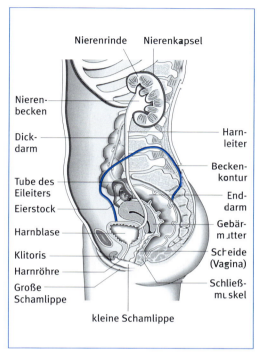

Die tägliche Harnmenge beträgt normalerweise 1–1,5 Liter. Sie ist abhängig davon, wie viel man trinkt oder ob man stark geschwitzt hat. Bei einem Infekt mit Durchfall und Erbrechen, wenn der Körper also auf anderem Wege Flüssigkeit verliert, kann sich die Harnausscheidung drastisch verringern.

Die Nieren sind das Kontrollorgan der Körperflüssigkeiten. Sie sorgen dafür, dass Volumen und Zusammensetzung des Blutes konstant bleiben. Dies gewährleisten die Nieren mit ihrem hoch spezialisierten Filtrationsapparat. Sie filtern Substanzen, vor allem stickstoffhaltige Endprodukte des Eiweißstoffwechsels, aus dem Blut und sondern sie ab. Im Elektrolyt-, Säure und Basenhaushalt spielen die Nieren eine wichtige Rolle und auch am Knochenstoffwechsel sind sie beteiligt.

Durch die Hormonproduktion (Renin/Erythropoetin) haben die Nieren Einfluss auf den Blutdruck und die Blutbildung. Bei

Schäden der Nieren sind alle diese Bereiche früher oder später betroffen.

Die vielfältigen Aufgaben der Nieren werden durch einen komplexen Regelmechanismus gesteuert. Dazu zählen die Hormone Aldosteron und Renin. Aber auch die Nerven, vor allem der Sympathikus, und Autoregulationsmechanismen der Nierengefäße sind an der Steuerung der Nierenarbeit beteiligt.

### ■ Nierenhormone

Die Nieren sind nicht nur ein Superfilter, sie kontrollieren darüber hinaus auch noch den Säuren- und Basenhaushalt des Körpers. Überschüssige Säuren oder Laugen werden mithilfe von speziellen Systemen abgepuffert.

Und in den Nieren werden auch Hormone gebildet. Da ist zum einen das Renin, das ausgeschüttet wird, wenn der Kochsalzgehalt im Blut zu weit absinkt. Renin, regt die Bildung eines weiteren Hormons, des Aldosterons an, das eine verstärkte Rücknahme von Kochsalz aus dem Primärharn bewirkt. Dadurch steigt der Blutdruck an.

Ein weiteres Nierenhormon ist das Erythropoetin, ohne das der Einbau von Eisen in den Blutfarbstoff und die Ausreifung der Vorstufen der Blutkörperchen im Knochenmark nicht möglich ist.

Wie kleine Kappen sitzen den Nieren oben die Nebennieren auf. In ihnen werden unterschiedliche, lebensnotwendige Hormone gebildet, die auf den Salz- und Wasserhaushalt des Körpers einwirken oder den Blutdruck und die Herzfrequenz regeln. Das bekannteste Nebennierenhormon ist das Stresshormon Adrenalin.

## Einbahnstraße Harnleiter

Das Nierenbecken dient als Auffangbehälter, der etwa 30 ml des aus der Niere abtropfenden Urins fasst. Die Verbindung zwischen Nierenbecken und Harnblase sind die bei beiden Geschlechtern etwa gleich langen Harnleiter (medizinisch Ureteren). Der Urin läuft nun jedoch nicht gleichmäßig in die Blase, sondern wird durch peristaltische Kontraktionswellen in kleinen 5 ml Portionen durch die Harnleiter befördert.

Jeder Harnleiter trifft nach etwa 28 cm auf die Harnblase und verläuft noch ein kurzes Stück innerhalb der Blasenmuskulatur, bevor er in den Hohlraum der Blase einmündet. Dieser Verlauf stellt einen sicheren Verschlussmechanismus gegen den Rückfluss von Urin in Richtung Nieren dar. Ist die Blase nämlich gefüllt, wird das in der Blasenmuskulatur gelegene Stück des Harnleiters zusammengedrückt und der Urin kann nicht in den Harnleiter aufsteigen. Ein Klappensystem, der vesikoureterale Klappenapparat, verhindert zusätzlich, dass der Harn in Richtung Nieren zurückfließen kann.

> Ein gesunder Mensch kann den Harndrang einige Zeit lang zurückhalten. Erst bei extrem gedehnter Blase kann eine reflektorische, nicht mehr steuerbare Erschlaffung des Schließmuskels erfolgen. Der gleiche Mechanismus kann übrigens bei Schock oder extremer Angst ablaufen. Wir machen uns »vor Angst in die Hose«.

## Sammelbecken Harnblase

Die Harnblase ist ein Hohlmuskel, der innen mit einer Schleimhaut ausgekleidet ist. Das normale Fassungsvermögen der Harnblase liegt zwischen 300 ml beim Mann und 500 ml bei der Frau. Schon bevor dieser Sollwert überschritten wird, entsteht ein Dehnungsreiz der Blasenwand mit den darin eingebetteten Nerven und es treibt uns möglichst schnell zur nächsten Toilette.

Die Nervenversorgung der Harnblase erfolgt von verschiedenen Rückenmarksbezirken und vom Gehirn aus. Die Reizleitung von Blasenempfindungen wie Harndrang oder Schmerz erfolgt auf diesen Bahnen, außerdem die Steuerung der Muskelfunktion, z. B. bei der Blasenentleerung.

Am Verlauf dieser Nervenbahnen liegt es, dass beispielsweise eine Verletzung der Wirbelsäule in dem entsprechenden Bereich, etwa ein Bandscheibenvorfall, ein Unfall oder eine Erkrankung des entsprechenden Hirnareals bei bestimmten neurologischen Erkrankungen zu einer Blasenlähmung führen kann.

> Häufiger Harndrang kann auch ohne Schmerzen ein Hinweis auf eine Blasenerkrankung sein.

**Aufbau und Funktion der Harnwege**

## Die Harnröhre – der »kleine Unterschied«

Die Harnblase mündet in die Harnröhre (medizinisch Urethra). Und hier gibt es einen wesentlichen Unterschied zwischen Mann und Frau: Die Harnröhre des Mannes ist ungefähr 25 cm lang und mündet an der Spitze des Penis. Sie transportiert nicht nur den Harn, sondern auch das Ejakulat beim Orgasmus. Kurz unterhalb der Blase umschließen die Prostata und die Samenblasen die Harnröhre. Sie haben eigene Ausführungsgänge, die in sie münden.

*Erkrankungen der Prostata können die Harnröhre so weit verengen, dass Wasser lassen nur noch schwer möglich ist.*

Bei der Frau ist die Harnröhre wesentlich kürzer, nämlich nur etwa 3–5 cm lang. Sie mündet in der Vulva zwischen den kleinen Schamlippen. Wegen ihrer geringen Länge und der unmittelbaren Nähe der Harnröhrenöffnung zu Darm und Scheide leiden Frauen so viel häufiger als Männer unter Harnwegsin-

*In der Kürze liegt das Problem: Keime können durch die kurze Harnröhre der Frau leicht bis zur Blase aufsteigen.*

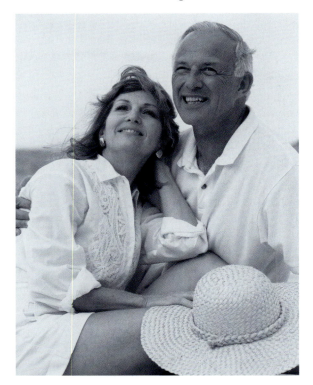

*Bei der Frau ist die Harnröhre wesentlicher kürzer als beim Mann, das macht sie anfälliger für Harnwegsinfekte.*

fekten und Harnblasenentzündungen: Bakterien können leicht vom Damm oder aus der Scheide in die Harnröhre gelangen und dort eine Entzündung auslösen. Die kurze Strecke bis zur Harnblase legen die Krankheitserreger dann schnell zurück. So wird bei der Frau aus einer Harnröhrenentzündung wesentlich schneller als beim Mann eine Blasenentzündung, wenn keine geeigneten Sofortmaßnahmen bei den ersten Entzündungszeichen ergriffen werden.

*Das Risiko einer Harnwegsinfektion ist bei Frauen etwa 50-mal größer als bei Männern.*

Die Harnröhre ist wie auch die Harnblase mit einer Schleimhaut ausgekleidet. Kleinste Verletzungen dieser Schleimhaut verursachen das schmerzhafte Brennen beim Wasser lassen, wenn eine Harnwegsinfektion vorliegt.

Die Harnröhre ist sozusagen die Pforte für Harnwegsinfektionen. Ihre Öffnung kommt ständig in Kontakt mit allen Keimen, die zwischen den Labien vorhanden sind.

Die weitaus meisten Harnwegsinfekte werden durch Einwanderung von Krankheitserregern via Harnröhre in die Blase und von dort weiter in die Nieren verursacht. Nur etwa 3 % aller Nierenentzündungen entstehen quasi »von innen«. Mediziner sprechen in diesem Fall von hämatogener Pyelonephritis, also »durch das Blut verursacht«.

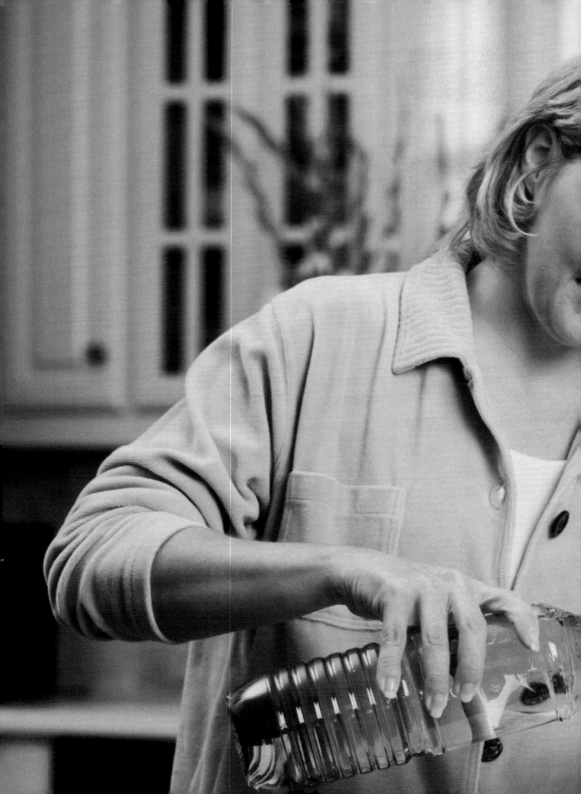

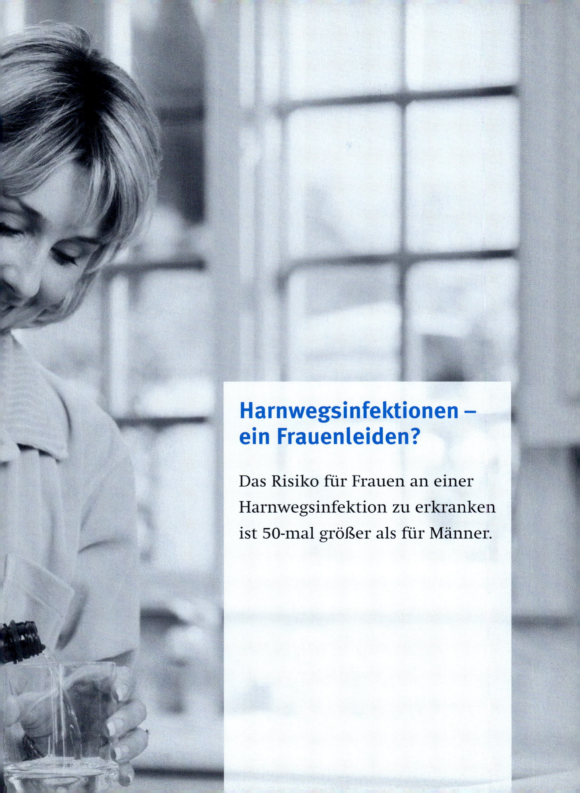

## Harnwegsinfektionen – ein Frauenleiden?

Das Risiko für Frauen an einer Harnwegsinfektion zu erkranken ist 50-mal größer als für Männer.

## Harnwegsinfektionen – ein Frauenleiden?

Harnwegsinfektionen werden von den Ärzten unter dem medizinischen Begriff Cystitis zusammengefasst. Das Wort besteht aus dem griechischen *zyst-,* was Hohlraum, Sack, Blase, bedeutet und der Endsilbe *-itis,* die Entzündung bedeutet.

Zunehmend differenziert man jedoch und spricht auch von Urethritis, wenn nur die Harnröhre betroffen ist. Die Unterscheidung ist wichtig, denn nicht jeder Schmerz in der Harnröhre ist schon eine Blasenentzündung. Aus diesem kann sich jedoch leicht die sehr viel schmerzhaftere Blasenentzündung entwickeln.

Warum Frauen sehr viel häufiger von der schmerzhaften Entzündung betroffen sind als Männer, erklärt sich aus der unterschiedlichen Anatomie der Geschlechter, wie wir bereits im Abschnitt Aufbau und Funktion der Harnwege (siehe Seite 12) gesehen haben.

### ■ Harnwegsinfektionen unterscheiden

Harnwegsinfektionen (HWI) werden differenziert in »untere HWI« (Cystitis) und »obere HWI« (Pyelonephritis) mit Beteiligung des Nierenbeckens und des Nierengewebes. Manchmal wird auch von »unkomplizierter« bzw. »komplizierter« HWI oder von »nichtobstruktiver« bzw. »obstruktiver« HWI gesprochen. Neben klinisch eindeutigen Krankheitsbildern gibt es viele Infektionen, bei denen eine Unterscheidung nicht möglich ist.

Ist die im Vergleich zu Frauen längere Harnröhre des Mannes entzündet, dauert es eine Zeit lang, bis aus dem leichten Harnröhrenschmerz eine echte Blasenentzündung entsteht. Bei der Frau mit ihrer kurzen Harnröhre werden aus den leichten Anfangsschmerzen schnell die sehr viel stärkeren Blasenschmerzen.

Das Risiko an einer Harnwegsinfektion zu erkranken ist für Frauen 50-mal größer als für Männer. Zwischen 25 und 30 % aller Frauen machen in ihrem Leben mindestens einmal eine Harnwegsinfektion durch. So könnte man Harnwegserkrankungen fast als Frauenleiden ansehen.

Männer oder Jungen erkranken selten an einer HWI ohne dass prädisponierende Faktoren oder urologische Erkrankungen vorliegen. An Missbildungen der Harnwege, eine Entzündung der Prostata, ein Prostata-Adenom oder Nieren- bzw. Blasensteine ist immer zu denken, wenn Männer an einer Harnwegsinfektion erkranken.

**Daran erkennen Sie eine Blasenentzündung:**
- Schmerzen beim Wasser lassen
- Häufiger Harndrang
- Gelegentlich Blut im Urin
- Ziehender, stechender, schneidender Schmerz und Brennen

## Wie entsteht eine Cystitis?

Ausgangspunkt für die Erkrankung ist in der Regel die Besiedelung der Harnröhrenmündung mit potenziellen Krankheitserregern, so genannten uropathogenen Keimen. Diese stammen meist aus dem Darm.

Beim Mann erschwert der Abstand zwischen Anus und Harnröhrenmündung die Besiedlung und die Länge der Harnröhre erschwert die Einwanderung der Keime in die Harnblase. Bei Frauen liegen Anus und Harnröhrenmündung eng beisammen und zwischen den Labien (den Schamlippen) herrscht außerdem ein für das Bakterienwachstum optimales feucht-warmes Milieu. So besiedeln potenzielle Keime leicht die bei Frauen kurze Harnröhre und erreichen schnell die Harnblase.

## Warum gerade ich?

Weshalb manche Frauen nie in ihrem Leben eine Harnwegsinfektion bekommen und andere unter den gleichen Lebensbedingungen immer wieder darunter leiden müssen, hat mit dem Immunsystem zu tun.

Zum Glück entsteht nicht immer, wenn Bakterien in die Blase gelangen gleich eine Entzündung, da der Körper über Abwehrmechanismen verfügt. Der Urinfluss bei der Miktion, so wird das Urinieren medizinisch genannt, spült Keime wieder aus. Darüber hinaus hat Urin eine bislang nicht genau erklärbare bakteriostatische Wirkung. Das bedeutet, dass er Bakterien zwar nicht abtötet, diese sich jedoch in Urin nicht vermehren können.

Die Blasenschleimhaut verfügt über spezialisierte Fresszellen, die Granulozyten, die Bakterien vertilgen. Außerdem sondert

**Harnwegsinfektionen – ein Frauenleiden?**

sie Eiweißstoffe (Immunglobuline) ab, die ebenfalls gegen Keime wirken.

Im gesunden Körper wird ein Zurücklaufen von Harn (Reflux) aus der Blase in die Harnleiter durch einen Klappenapparat (die so genannten vesikoureteralen Klappen) verhindert. Durch angeborene Fehlbildungen, entzündliche Veränderungen im Bereich der Blasenwand oder Störungen der Blasennerven können die Klappen versagen und die Bakterien sind in der Lage die Nieren aufzusteigen.

### ■ Risikofaktoren für Harnwegsinfektionen

Begünstigt Einwanderung von Keimen

- Weibliches Geschlecht
- Verhütung mit chemischen Verhütungsmitteln (Nonoxinol-9)
- Östrogenmangel während und nach den Wechseljahren
- Blutgruppen-Nonsekretor (produziert keine Blutgruppenantigene)
- Manipulationen am Harntrakt (Katheter, Zystoskopie)
- Vesikoureteraler Reflux (Zurückfließen von Harn aus der Blase in die Harnleiter)
- Schwangerschaft

Harnabflussstörungen

- Harnsteinleiden
- Fehlbildungen, Verletzungen, Verengung durch Entzündungen oder Geschwülste
- Vergrößerte Prostata
- Schwangerschaft
- Blasenentleerungsstörungen bei bestimmten neurologischen Erkrankungen (z. B. Multiple Sklerose)
- Fehlende Urinproduktion bei Dialysepatienten

Gestörte Abwehrmechanismen

- Immundefekte (z. B. Aids)
- Therapeutische Immunsuppression (z. B. Unterdrückung des Immunsystems nach Organtransplantationen)
- Stoffwechselerkrankungen wie Diabetes mellitus (Blutzuckerkrankheit) oder Gicht
- Abwehrschwäche bei Säuglingen und Kleinkindern, bei chronisch Kranken oder durch Medikamente (z. B. Kortison)

## Wie entsteht eine Cystitis?

Ohne Störungen des Klappenapparates sind aufsteigende Nierenentzündungen glücklicherweise selten. Sie kommen bei akuter Einengung der Harnwege (Harnwegsobstruktion) oder während der Schwangerschaft vor.

Offensichtlich gibt es Unterschiede in der Affinität der Harnröhrenschleimhaut für die Bindung so genannter bakterieller Adhäsionsmoleküle, die außen auf der Bakterienhülle sitzen und das Andocken der Bakterienzelle an die Harnröhrenwand ermöglichen. Der Abwehrmechanismus des Körpers besteht unter anderem darin, so genannte Blutgruppenantigene zu bilden, die in den Körperflüssigkeiten herumschwimmen und das Anheften der Bakterien verhindern. Aber nicht alle Menschen bilden diese Blutgruppenantigene. Frauen, die keine Blutgruppenantigene sezernieren, leiden gehäuft unter rezidivierenden (wiederkehrenden) Harnwegsinfekten.

Wenn die eingeschleppten Erregerzahlen jedoch zu hoch werden, reichen alle Abwehrsysteme des Körpers nicht mehr aus, um mit ihnen fertig zu werden. Auch wenn die Blase nur un-

### Ursachen einer Cystitis

Man unterscheidet akute und chronische Entzündungen der Harnwege. In den meisten Fällen wird die Entzündung von Bakterien verursacht. Doch es gibt auch Ausnahmen:

- Die Kathetercystitis wird durch den mechanischen Reiz des Katheters oder durch eingeschleppte Keime verursacht, die häufig schlechter auf die gängigen Antibiotika ansprechen, als die »normalen« Erreger.
- Die radiogene Cystitis entsteht nach Tumorbestrahlung mit Röntgen-, Radium- oder Kobaltstrahlen durch Schädigung der Schleimhautzellen.
- Die Zytostikacystitis kann nach einer Chemotherapie auftreten, wenn Medikamente zur Abtötung von Tumorzellen direkt in die Blase installiert werden.
- Die interstitielle Cystitis ist eine chronische Entzündung der Blasenwand mit Verminderung der Blasenkapazität. Auf diese schwer zu diagnostizierende Erkrankung der Harnwege gehen wir ab Seite 106 ein.

# Harnwegsinfektionen – ein Frauenleiden?

vollständig entleert wird oder wenn Abflussstörungen bestehen, werden Keime nicht ausreichend ausgeschwemmt und können sich vermehren.

## Bakterien sind überall

Unser Körper ist sowohl innen als auch außen von Bakterien besiedelt. Die meisten davon leben mit uns in friedlicher Eintracht. Sie helfen uns beispielsweise im Darm bestimmte Vitamine aus der Nahrung aufzunehmen oder sie bewohnen die Schleimhäute (z.B. die Milchsäurebakterien in der Vagina) und halten dort den pH-Wert so niedrig, dass sich Krankheitserreger nicht ausbreiten können, da diese einen höheren pH-Wert für ihr Wachstum benötigen. Andere leben mit uns ohne uns zu schaden, wenn sie in ihrem angestammten Lebensraum bleiben. Man nennt sie jedoch potenziell pathogen, da sie Infektionen auslösen können, wenn sie andere Körperregionen besiedeln.

Zu diesen potenziellen Krankheitserregern gehören die Kolibakterien (die lateinische Bezeichnung ist *Escherichia coli*, abgekürzt *E. coli*), die häufig im Darm vorkommen und dort nicht schaden, solange ihre Zahl nicht überhand nimmt. Werden sie

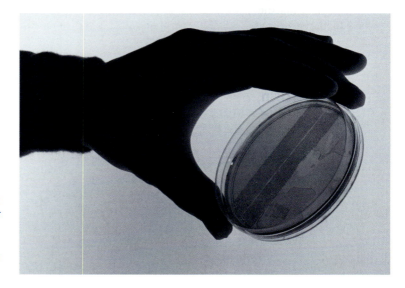

Mit vielen Bakterien lebt der Mensch in friedlicher Eintracht. Nimmt ihre Anzahl überhand, können sie jedoch schädlich werden.

jedoch in zu großen Mengen aufgenommen, etwa durch verschmutztes Trinkwasser, verursachen sie Durchfallerkrankungen. Durch falsche oder mangelnde Hygiene können Kolibakterien aus dem Darm in die Harnröhre verschleppt werden und eine Infektionen auslösen.

In 90 % der Fälle ist das Darmbakterium Escherichia coli der Erreger einer Cystitis.

Kolibakterien werden tatsächlich in den allermeisten Fällen als Erreger für eine Cystitis identifiziert. Doch es gibt Ausnahmen: Wenn die Cystitis im Krankenhaus erworben wurde, kommen auch andere Keime vor. Und auch bei Anomalien des Harntraktes, wenn etwa Abflussstörungen bestehen, können sich andere Erreger etablieren.

### ■ Komplikationen im Krankenhaus

In Krankenhäusern kommen Bakterien vor, denen unser Organismus sonst nicht so häufig begegnet und ihnen daher keine ausgeprägten Abwehrkräfte entgegensetzen kann. Solche Bakterien, wie Pseudomonas oder Proteus, werden als nosokomiale Keime bezeichnet.

Wenn man im Krankenhaus eine Harnwegsinfektion bekommt, sind häufig nosokomiale Keime Schuld daran. Durch einen Katheter oder durch Untersuchungen an der Harnröhre werden oft Keime eingeschleppt. Schon eine einmalige Katheterisierung führt in 0,2 % der Fälle zu einer Infektion. Ein Dauerkatheter mit einem offenem System führt meist bereits nach zwei Tagen zur Harnwegsinfektion. Ihre Therapie kann komplizierter werden, weil die Bakterien teilweise schon resistent gegen die üblichen Antibiotika sind.

## Bakterien im Urin, aber keine Beschwerden – die asymptomatische Harnwegsinfektion

Im Rahmen eines Screenings, etwa der Vorsorgeuntersuchung während der Schwangerschaft oder der Nachuntersuchung nach einer überstandenen Harnwegsinfektion werden manchmal Bakterien im Harn festgestellt, obwohl die Patientin keinerlei subjektive Symptome hat. Diese so genannte asymptomatische Harnwegsinfektion wird im Allgemeinen nicht behandelt, es gibt jedoch Abweichungen von diesem Prinzip.

Ausnahmen sind: Kinder, Schwangere, Patienten mit Nierensteinen, sowie vor urologischen Eingriffen oder einer Nierenbiopsie

**Checkliste**

## Symptome und mögliche Ursachen von Harnwegsinfektionen

Soll ich lieber gleich zum Arzt gehen oder kann ich erst mal versuchen mir in Eigeninitiative zu helfen? Als Entscheidungshilfe bieten wir Ihnen die Checkliste über Symptome und ihre möglichen Ursachen an. Das Kreuzchen in den beiden letzten Spalten gibt an, ob Sie versuchen können sich mit den Tipps aus diesem Buch selbst zu helfen oder ob Sie besser gleich zum Arzt gehen sollten.

Wohlgemerkt: Wir beschreiben hier ausschließlich Schmerzen, die ohne erkennbaren äußerlichen Anlass entstehen. Sollten nach einem Unfall, nach einem Sturz oder sonstigem traumatischen Ereignis Schmerzen im Rücken oder im Unterbauch auftreten, verlieren Sie keinen Zeit und suchen Sie umgehend einen Arzt auf.

| Symptom Harndrang | Mögliche Ursache | Selbsthilfe probieren | zum Arzt |
|---|---|---|---|
| Schmerzen beim Wasser lassen (medizinisch: Miktion). Die Beschwerden gehen häufig mit einem nicht unterdrückbaren, imperativen Harndrang einher. Leitsymptom für Erkrankungen des unteren Harntrakts! | Leitsymptome für Erkrankungen des unteren Harntrakts! | | |
| Ärzte unterscheiden: | | | |
| * Dysurie: erschwerte, schmerzhafte Miktion | Abflussbehinderung der unteren Harnwege (z. B. vergrößerte Prostata beim Mann) oder Entzündung (Urethritis, Prostatitis, Cystitis) | x | |
| * Algurie und Strangurie: starke und stärkste, meist krampfartige Schmerzen bei der Miktion | Entzündungen und Verletzungen der Blase und des Harnleiters | x | |

| Symptom Schmerz | Mögliche Ursache | Selbsthilfe probieren | zum Arzt |
|---|---|---|---|
| * Schmerzen im Rücken und an der Körperseite, unterhalb der letzten Rippe: | | | |
| ** akuter, plötzlich auftretender, wehenartiger Schmerz der nach vorn in den Unterbauch ausstrahlt | Kolik der Nieren oder des Nierenbeckens, evt. durch eine Abflussbehinderung (Nierenstein) | | x |

## Checkliste

| Symptom Schmerz | Mögliche Ursache | Selbsthilfe probieren | zum Arzt |
|---|---|---|---|
| ** dumpfer nicht krampfartiger Dauerschmerz im gleichen Bereich | Nierenentzündung | | x |
| **zu dem bestehenden Schmerz kommt Fieber dazu, Sie fühlen sich wirklich krank | Nierenentzündung | Achtung! Gehen Sie umgehend zum Arzt | |
| * Reißende, stechende Schmerzen im Nierenbereich, die bewegungsabhängig sind | Kann auch auf Erkrankung der Wirbelsäule hinweisen | kurzzeitig | x |
| * Plötzlich auftretende, wehenartige Schmerzen im Unterbauch, strahlen in die Harnröhre aus, Schmerzen nehmen bei Druck auf das Schambein zu | Eventuell Harnleiterstein | | x |

| Symptom Blut im Urin | Mögliche Ursache | Selbsthilfe probieren | zum Arzt |
|---|---|---|---|
| Cystitisschmerzen, Urin trüb, rötlich gefärbt | Harnwegsentzündung | x | x |
| Keine Schmerzen, Urin für kurze Zeit rot gefärbt | Medikamente, Lebensmittel mit rotem Farbstoff, Rote Beete zu sich genommen? | (x) | x |
| Keine Schmerzen, Urin mehrmals hintereinander rot gefärbt | Tumor von Blase, Harnleiter oder Niere | | x |

**Harnwegsinfektionen – ein Frauenleiden?**

## Symptome einer Harnwegsentzündung

Es fängt damit an, dass Sie häufiger als sonst zur Toilette müssen. Bald schon gesellt sich zu dem ungewohnten Harndrang ein Brennen beim Wasser lassen und das brennende Gefühl in der Harnröhre hältt auch nach dem Urinieren an.

*Gehen Sie unbedingt sofort zu einem Arzt, wenn zu den brennenden Cystitisschmerzen dumpfe Schmerzen im Rücken, Fieber und allgemeines Krankheitsgefühl kommen*

Wer schon häufiger diese Anfangssymptome einer Cystitis erlebt hat, kann sie ganz eindeutig einordnen und weiß: »Wenn ich jetzt nicht gleich etwas dagegen unternehme, kann es innerhalb kürzester Zeit wirklich unangenehm werden.« Die ersten Anzeichen einer Harnwegsinfektion können sich tatsächlich innerhalb weniger Stunden zu einer ausgewachsenen Cystitis entwickeln. Deshalb spricht man auch von einer Cystitisattacke.

Eine Harnblasenentzündung (Cystitis) macht sich folgendermaßen bemerkbar:

- Schmerzen und Brennen beim Wasser lassen (Algurie), die Blasenentleerung fällt schwer (Dysurie)
- Häufiger Drang zum Wasser lassen (Pollakisurie) mit geringen Harnmengen
- Schmerzen über dem Schambein, eventuell Krämpfe

Kommen zusätzliche noch folgende Anzeichen hinzu, ist dies ein Hinweis auf eine Nierenbeckenentzündung:

- Hohes Fieber, eventuell Schüttelfrost
- Schmerzen in der Nierengegend
- Schweres Krankheitsgefühl
- Blutbeimengungen im Urin (Hämaturie)

### So fängt es an

Wenn Keime in die Harnröhre eindringen, verursachen sie zunächst eine leichte Entzündungsreaktion der Schleimhaut mit winzigen Gewebeschäden. Beim nächsten Urinieren brennt der saure Harn in der Harnröhre. Der Harn ist noch hellgelb bis bräunlich gelb und klar. Solange nur die Harnröhre betroffen ist, spricht man von einer Urethritis.

# Symptome einer Harnwegsentzündung

Vermehren sich die Keime in der Harnröhre, dann wandern sie zur Harnblase hoch und die Entzündungssymptome nehmen zu. Zu den brennenden Schmerzen beim Wasser lassen gesellt sich nun ein häufiger Harndrang. Der Urin ist jetzt trüb durch Beimengungen aus Eiter, Bakterien, Eiweiß und roten Blutkörperchen. Bei größeren Mengen Blut aus dem Schleimhautgewebe ist der Urin rötlich. Aus der Harnröhrenentzündung wurde eine Blasenentzündung (Cystitis).

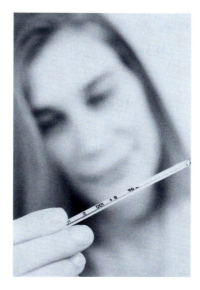

Bei Fieber heißt es: schleunigst den Arzt aufsuchen, denn dann liegt eine Nierenbeckenentzündung vor.

## Infektion der oberen Harnwege

Das Immunsystem des Körpers wehrt sich nach Kräften und versucht die eingedrungenen Keime abzutöten. Ist es jedoch geschwächt oder war die Menge der Infektionskeime zu groß, dann kann die Entzündung über die Harnleiter auf die Nierenbecken übergreifen. Man spricht jetzt von einer Infektion des oberen Harntrakts oder einer Pyelonephritis. Zu den Cystitisschmerzen kommen nun noch auf einer oder beiden Körperseiten Schmerzen im Nierenbereich hinzu.

Eine Entzündung der Nierenbecken ist eine ernst zu nehmende Angelegenheit, weil sie zu Schäden am Nierengewebe und zu einer chronischen Beeinträchtigung der Nierenfunktion führen kann. In diesem Fall ist eine Behandlung mit einem wirksamen Antibiotikum unverzichtbar.

Da Blase, Harnleiter und Nierenbecken Hohlorgane sind, tritt bei einer Entzündung kein Fieber auf. Wenn zu den Schmerzen Fieber dazukommt, ist dies immer ein Zeichen dafür, dass die Infektion auf die Nieren übergetreten ist.

Blut im Urin ohne begleitende Schmerzen kann ein Hinweis auf einen Tumor sein. Doch keine Panik, manche Medikamente oder Lebensmittelfarbstoffe können die Urinfarbe ebenfalls verändern. Erschrecken Sie nicht über roten Urin wenn Sie Rote Beete gegessen haben.

**Harnwegsinfektionen – ein Frauenleiden?**

### ■ Vorsicht vor kalten Füßen

Welche Cystitispatientin kennt das nicht: Kalte, nasse Füße in den neuen schicken Schuhen geholt oder total durchgefroren an der Bushaltestelle gewartet und schon eine halbe Stunde später die gefürchteten ersten Anzeichen einer Blasenentzündung. Wie kann das so schnell gehen?

Durch die Verringerung der Durchblutung in den Füßen und den Unterschenkeln wird über einen Hautorganreflex ein Reizzustand der Blase ausgelöst. Die Blasennerven melden »Blase voll«, die Betroffene muss ständig zur Toilette.

Die minderdurchblutete, gereizte Harnröhren- und Blasenschleimhaut hat eindringenden Bakterien jetzt weniger Abwehrkräfte entgegenzusetzen, so dass aus der »Verkühlung« schnell auch eine echte bakterielle Cystitis entstehen kann. In der verkrampften Blase bleibt zudem auch nach der Entleerung ein wenig Resturin zurück – ein idealer Nährboden für eindringende Bakterien.

Jetzt hilft nur: Warm halten und sofort das Selbsthilfeprogramm (siehe Seite 65) starten, um Schlimmeres zu verhindern.

**Achtung!**
HWI mit Fieber? Gehen Sie sofort zum Arzt, denn Fieber weist auf eine Entzündung des Nierenbeckens oder der Nieren hin.

Die Rücken- oder Flankenschmerzen können stärker werden, wenn die Infektion auf das Nierengewebe übergreift. Im Gegensatz zu dem plötzlich einsetzenden, krampfhaften Schmerz bei einer Nierenkolik, der bis in die Leisten hineinzieht, ist der Schmerz bei einer Nierenentzündung (medizinisch Pyelonephritis) ein dumpfer Dauerschmerz. Die Schmerzursache ist eine Spannung der Nierenkapsel.

Es kann begleitend zu Bauchbeschwerden mit Schmerzen und Erbrechen kommen. Zum Krankheitsbild gehören hohes Fieber mit Schüttelfrost, massenhaft weiße Blutkörperchen im Urin und Akutphasenproteine im Blut, die nur bei akuten entzündlichen Prozessen gebildet werden.

Bei sehr schweren Verläufen können sogar Bakterien im Blut nachgewiesen werden (Bakteriämie). Eine Urosepsis, eine von den Harnwegen ausgehende Blutvergiftung, kann lebensbedrohliche Kreislaufreaktionen auslösen.

## Krankhafte Urinbestandteile bei Harnwegsinfektionen

Gesunder Urin ist hellgelb bis bräunlich gelb, je nachdem, wie viel Sie getrunken haben. Er ist klar und beinahe geruchlos. Bei einer Erkrankung der Harnwege können ganz charakteristische Veränderungen nachgewiesen werden:

### Weiße Blutkörperchen (Leukozyten)
vermehren sich massenhaft bei Entzündungen, beim Steinleiden, wenn Restharn der Blase vorliegt und bei Tumoren der Harnblase. Der mikroskopische Nachweis von geldrollenartigen Zylindern (granulierte Zylinder) aus Leukozyten weist auf eine Entzündung des Nierengewebes hin.

### Bakterien
sind im normal gelassenen Urin aus der Harnröhre immer enthalten. Übersteigt die Bakterienmenge ein gewisses Maß (100.000 Keimen pro ml), so bezeichnet man dies als Bakteriurie.

### Blut
normal sind bis zu 5 rote Blutkörperchen pro ml Urin. Finden sich vermehrt rote Blutkörperchen (Erythrozyten), dann spricht man von Erythrozyturie. Tritt sichtbar viel Blut im Urin auf, liegt eine Hämaturie vor. Die Ursache dafür muss sorgfältig abgeklärt werden, da besonders das schmerzlose Auftreten von Blut im Urin häufig das erste Zeichen eines Tumors ist.

### Sediment
wird zusammen mit dem gesunden Urin ausgeschieden. Darin finden sich kleine Mengen von Harnsäure, Kalzium, Phosphat und Oxalat. Wird deren Menge zu hoch, können sie auskristallisieren und sind dann mikroskopisch nachweisbar. Aus einer Zusammenballung von Kristallen können Harnsteine entstehen.

### Eiweiß
ist positiv nachgewiesen, wenn gleichzeitig massenhaft weiße und rote Blutkörperchen vorhanden sind, wie dies bei Entzündungen der Fall sein kann. Die isolierte Ausscheidung von Eiweiß (Albuminurie) kann auf eine Erkrankung des Nierengewebes hindeuten.

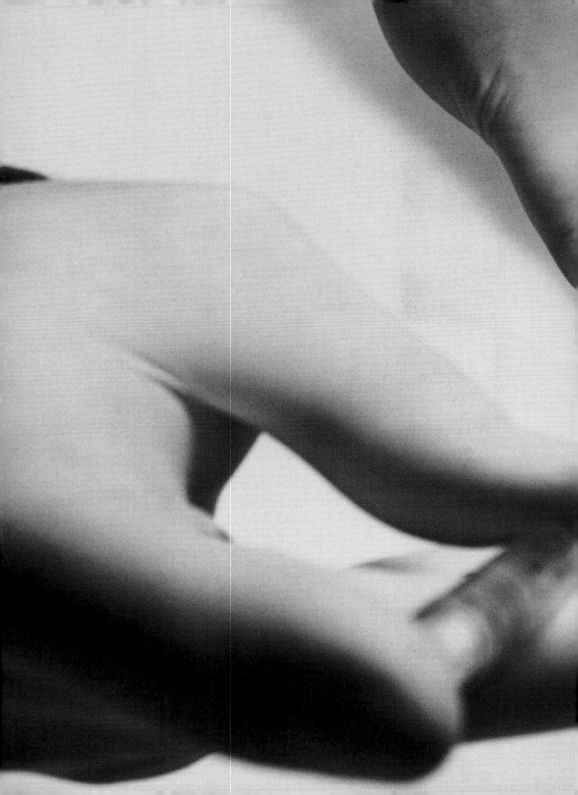

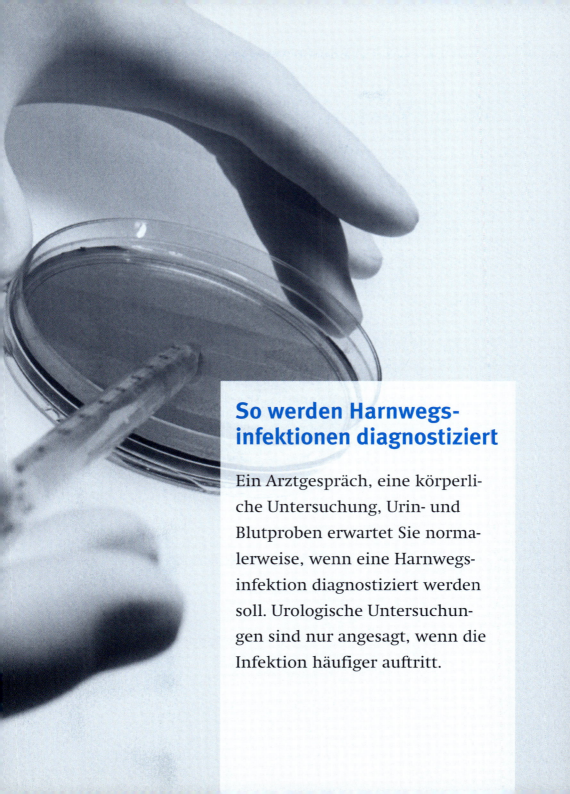

## So werden Harnwegs- infektionen diagnostiziert

Ein Arztgespräch, eine körperliche Untersuchung, Urin- und Blutproben erwartet Sie normalerweise, wenn eine Harnwegsinfektion diagnostiziert werden soll. Urologische Untersuchungen sind nur angesagt, wenn die Infektion häufiger auftritt.

## So werden Harnwegsinfektionen diagnostiziert

Wer die ersten Anzeichen einer beginnenden Harnwegsinfektion kennt, kann mit dem Selbsthilfeprogramm (siehe Seite 62) in diesem Buch in den meisten Fällen Schlimmeres verhüten und die Entzündung rechtzeitig eindämmen.

Bekommen Sie zum ersten Mal die Symptome einer Harnwegsinfektion, sollten Sie ebenfalls sofort das Selbsthilfeprogramm starten, zusätzlich jedoch einen Arzt aufsuchen, der Ihnen bestätigen kann, dass Sie mit Ihrem Verdacht richtig lagen und der gegebenenfalls zusätzliche Medikamente verordnet.

Sie sollten in jedem Fall zum Arzt gehen, wenn Ihre Beschwerden nicht innerhalb weniger Stunden deutlich nachgelassen haben oder wenn sie sich verschlimmern.

### Notwendige Untersuchungen

Zur Abklärung, ob Sie an einer Harnwegsinfektion leiden, müssen Sie nicht unbedingt gleich einen Facharzt für Urologie aufsuchen. Ihr Hausarzt oder Ihre Hausärztin können in der Regel ebenfalls die ersten notwendigen Untersuchungen durchführen und Sie dann bei Bedarf überweisen.

#### Wie diagnostiziert der Arzt eine Blasenentzündung?

Er wird durch Befragung eine Anamnese erheben und Sie körperlich untersuchen, er wird Urin abnehmen und ihn untersuchen, und er wird möglicherweise auch eine Blutprobe zur Untersuchung entnehmen. Urologische Untersuchungen werden in der Regel nicht bei einer ersten Harnwegsinfektion notwendig sein, sondern nur, wenn Sie häufig darunter zu leiden haben.

Diagnostische Marker der Harnwegsinfektion:
- Schmerzen beim Urinieren (Dysurie)
- häufiger Zwang zum Urinieren (Pollakisurie)
- weiße Blutkörperchen im Urin
- und mehr als 100.000 Bakterien pro ml im Urin

#### ■ Die Diagnostik von Harnwegsinfektionen

Als Kriterien für die Diagnose von Harnwegsinfektionen gelten:
- Die Symptome des Patienten
- Das Vorliegen von Eiter (Pyurie) bzw. weißen Blutkörperchen (Leukozyturie) im Harn
- Der Nachweis von Keimen im Harn

Aus diesen Befunden lassen sich wichtige Informationen ableiten:

- handelt es sich um eine untere oder obere bzw. eine unkomplizierte oder komplizierte HWI?
- Erhöhte Leukozyten zeigen den Grad der Infektion
- Ein Antibiogramm mit Nachweis der Keimzahl, der Keimart sowie der Resistenzlage gibt wichtige Informationen über die geeigneten Medikamente

Der Begriff »komplizierte« HWI umfasst alle mikrobiellen Infektionen, bei denen Veränderungen im Bereich des Harntraktes gefunden werden, da solche Faktoren (Obstruktionen, Tumore, Steine, Stenosen, Katheter u. a.) eine Infektion begünstigen.

Bei Patienten mit komplizierter HWI müssen zusätzliche Untersuchungen mit bildgebenden Verfahren durchgeführt werden.

## Das Patientengespräch

Zunächst wird Ihr Arzt oder Ihre Ärztin Sie nach der Art Ihrer Beschwerden und deren zeitlichem Ablauf befragen. Mögliche Fragen sind:

- Welche Beschwerden haben Sie?
- Häufiges Wasser lassen?
- Schmerzen beim Urinieren?
- Schmerzen im Unterbauch?
- Blut im Urin?
- Zusätzlich Scheidenausfluss?
- Haben Sie Fieber?
- Seit wann bestehen die Beschwerden?
- Haben Sie sich vorher unterkühlt?
- Hatten Sie Geschlechtsverkehr bevor die Beschwerden begannen?

Der Arzt möchte zudem sicherlich auch wissen, ob Sie schon häufiger Harnwegsinfektionen hatten und wann diese zum ersten Mal aufgetreten sind. Zeitpunkt des Auftretens der ersten Harnwegsinfektion könnte beispielsweise sein: Schon in der Kindheit, in der Pubertät, nach der Aufnahme regelmäßigen Geschlechtsverkehrs, während der Schwangerschaft, nach der

Geburt eines Kindes, in den Wechseljahren, nach der Gebärmutterentfernung usw.

Durch ihre Antwort kann er eventuell Rückschlüsse auf die Ursache Ihrer immer wiederkehrenden Harnwegsinfekte ziehen.

Leiden Sie beispielsweise häufiger unter den Entzündungen, seit Sie regelmäßig Sex haben? Das lässt darauf schließen, dass Bakterien aus der Scheide oder dem Darm beim Geschlechtsverkehr in die Harnröhre hineingerieben werden. Gründlichere Hygiene vor und nach dem Sex könnte hier Abhilfe schaffen.

Oder haben sie erst mit Harnwegsinfektionen zu tun seit Sie in den Wechseljahren sind? Das könnte ein hormonelles Problem sein. Durch den Rückgang der körpereigenen Östrogenproduktion verändert sich auch die Scheidenflora. Krankheitserreger aus dem Darm können sich dann leichter in der Scheide und der Harnröhre festsetzen.

### ■ Ihr Arzt will es ganz genau wissen

Seien Sie als Patientin bitte nicht schockiert, wenn Ihr Arzt oder Ihre Ärztin Sie genau nach Ihren sexuellen Gepflogenheiten befragt. Dies ist keine ungebührliche Einmischung in Ihr Privatleben, im Gegenteil. Es spricht sehr für eine fortschrittliche, informierte Betrachtungsweise des Problems Cystitis, wenn Art, Zeit und Dauer des Geschlechtsverkehrs in der letzten Zeit vor der Erkrankung in der Anamnese erfragt wird.

Diese Fragen zu ihrem Sexualleben könnte Ihr Arzt oder Ihre Ärztin stellen:

- Wann hatten Sie zuletzt Sex?
- Hatten Sie Vaginalverkehr?
- Hatten Sie Analverkehr?
- Haben Sie eine feste Partnerschaft oder wechseln Ihre Sexualpartner häufig?
- Hatten Sie häufiger oder intensiver Sex als üblicherweise?
- Wurde bei Ihnen schon einmal eine Geschlechtserkrankung festgestellt?
- Haben Sie zurzeit Scheidenausfluss?

## Die körperliche Untersuchung

Der Arzt wird Sie körperlich untersuchen, beispielsweise Ihren Bauch und Rücken abtasten. Die Nierengegend im Rücken ist druck- und klopfempfindlich, wenn das Nierenbecken mit betroffen ist. Das Abhören von Herz und Lungen mit dem Stethoskop dient zum Ausschluss anderer Infektionen.

Falls er eine Beteiligung des Nierenbeckens aufgrund des Tastbefundes (druck- und klopfempfindlich im Nierenbereich) und des Ultraschalls vermutet, wird er auch eine Blutuntersuchung veranlassen.

## Die Urinuntersuchung

Bei Verdacht auf eine Harnwegsinfektion ist die Untersuchung des Urins das erste und wichtigste Mittel der Diagnosestellung. Direkt in der Arztpraxis können in dem frisch gewonnenen Urin die wichtigsten Parameter wie Proteinausscheidung, Nitritreaktion und eine Abschätzung der Erregerzahl getroffen werden. Mit dem Urin beimpfte Tauchnährböden werden ebenfalls in der Praxis vorbereitet und können bei Bedarf mit Post oder Kurierdienst zur mikrobiologischen Untersuchung weitergeleitet werden.

### Uringewinnung

**Katheterurin:** Bei Frauen wird für die Urinprobe meistens mit einem Katheter Urin entnommen, weil spontan gelassener Urin mit Bakterien aus dem Scheidenbereich, mit Vaginalsekret oder Schamhaaren verunreinigt sein kann. Die Entnahme von Katheterurin erfolgt mit einem dünnen Schläuchlein, dem Katheter, der in die Harnröhre eingeführt und bis zur Blase hoch geschoben wird.

Etwas unangenehm ist die kurze Prozedur schon, es tut aber nicht weh, wenn es Ihnen gelingt sich zu entspannen.

**Mittelstrahlurin:** Vielleicht lässt Ihr Arzt Sie auch nur so genannten Mittelstrahlurin in einem sterilen Becher abgeben. Den Mittelstrahlurin erhalten Sie so: Setzen Sie sich mit ge-

## So werden Harnwegsinfektionen diagnostiziert

Der Urin sollte möglichst frisch sein, wenn er untersucht wird. Bereits nach kurzem Stehenlassen sterben die Bakterien ab, das Ergebnis wird verfälscht.

spreizten Beinen auf die Toilette und halten Sie den Becher in einer Hand bereit. Nun spreizen Sie mit den Fingern der anderen Hand die Schamlippen und versuchen zu urinieren. Wenn es klappt, lassen Sie erst eine kleine Menge (den ersten Strahl) in die Toilette laufen, dann halten Sie schnell den Becher in den Urinstrahl und fangen ein paar Milliliter Urin auf (den Mittelstrahl). Der Rest fließt in die Toilette.

Im ersten Strahl werden die Bakterien und Hautabschilferungen aus der Harnröhre weggeschwemmt, so dass man im Mittelstrahlurin feststellen kann, welche und wie viele Bakterien in der Blase sind.

**Suprapubische Blasenpunktion:** Manche Urologen bevorzugen die Entnahme einer Urinprobe mit einer Spritze direkt aus der Blase. Besonders bei unklarer Mischinfektion oder zweifelhaften Keimzahlbefunden kann dies manchmal notwendig sein. Bei der so genannten suprapubischen Blasenpunktion wird ein kleines Stück Haut etwa 2–3 cm über dem Schambein rasiert und desinfiziert. Nach der örtlichen Betäubung punktiert der Arzt die gefüllte Blase mit einer Einmalspritze und entnimmt einige Milliliter Urin.

### Urinuntersuchung in der ärztlichen Praxis

Der gesammelte Urin wird gleich in der Praxis untersucht. Dazu gehört zunächst die Beurteilung der Farbe: Je nach Erkrankung kann die Urinfarbe hell, dunkel, rot, weiß oder sogar schwarz sein. Auch kann der Urin schaumig erscheinen. Eine auffällige Farbe und Schaumbildung wird notiert.

Mit einem in den Urin getauchten Teststreifen wird der Säurewert (pH-Wert) und der Gehalt an Zucker, Eiweiß und Blut festgestellt.

Ein Teil des Urins wird zentrifugiert und so für die mikroskopische Untersuchung vorbereitet. Die weißen und roten Blutkörperchen werden unter dem Mikroskop mithilfe einer Zählkammer ausgezählt.

Werden bei dieser Urinuntersuchung eine bestimmte Proteinformation, so genannte granulierte Zylinder gefunden, ist dies immer ein Hinweis auf eine Erkrankung des Nierengewebes. Ei-

# Notwendige Untersuchungen

ne vermehrte Ausscheidung von Kristallen, die man ebenfalls im Mikroskop sehen kann, kann Zeichen einer Steinerkrankung sein. Bakterien sind zwar auch im Mikroskop zu erkennen, für ihre quantitative und qualitative Bestimmung werden sie jedoch auf Nährböden herangezüchtet.

In einem Phasenkontrastmikroskop lassen sich Bakterienarten, zu denen die häufigsten Erreger von Harnwegsinfektionen gehören, die gramnegativen Stäbchen, gut erkennen, so dass man die Erregerzahl ziemlich genau abschätzen kann.

**Erregernachweis:** Bakterien aus dem Urin werden auf Tauchnährböden (Urikult-Test) bestimmt. Das sind kleine Glasplatten (Objektträger), die auf beiden Seiten mit einem Nährboden auf dem Erreger für Harnwegsinfektionen gedeihen, beschichtet sind. Die Tauchnährböden werden in den Urin getaucht und danach in sterilen Röhrchen bei 37 °C bebrütet. Nach 24 Stunden kann man die Art und Anzahl der Erreger bestimmen.

*Bevor der Arzt die Patientin um eine Urinprobe bittet, erfolgt ein ausführliches Gespräch. Dabei kommt auch das Sexualleben zur Sprache.*

Will man nicht nur feststellen, welche Keime die Entzündung verursacht haben, sondern möchte man gleich auch noch deren Sensitivität auf bestimmte Antibiotika hin testen, dann wird eine Urinkultur angelegt. Dabei wird ein Nährboden wie beim Urikult-Test mit dem Urin beimpft. Auf die Nährbodenplatte werden kleine Plättchen, die mit verschiedenen Antibiotika getränkt sind aufgelegt. Wachsen nun die Keime, so bildet sich um das Plättchen mit dem wirksamsten Antibiotikum herum ein klarer Hemmhof ohne Bakterien. Auf diese Weise kann man gezielt das effektivste Medikament auswählen. Der Test dauert allerdings 3–4 Tage. In dieser Zeit kann man die erkrankte Frau natürlich nicht ohne Therapie lassen. Man überbrückt deshalb die Wartezeit mit einem Antibiotikum, das er-

*Ein spezifischer Erregernachweis ist bei einer ambulant erworbenen Cystitis nicht unbedingt nötig.*

## So werden Harnwegsinfektionen diagnostiziert

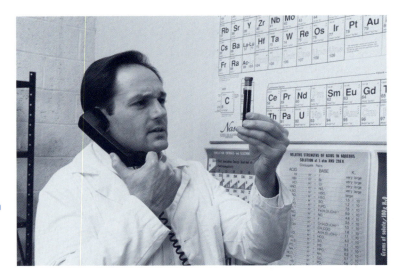

Neben der Urinuntersuchung kann der Arzt auch eine Blutuntersuchung anordnen, wenn er eine Beteiligung des Nierenbeckens vermutet.

**Normwerte im Urin**
Leukozyten (weiße Blutkörperchen): < 10 pro ml
Erythrozyten (rote Blutkörperchen): < 5 pro ml
Bakterien: < 10.000 pro ml, signifikante Bakteriurie: > 100.000 Keime pro ml

fahrungsgemäß gegen die meisten uropathogenen Keime wirksam ist. Dies nennt man »empirische Therapie«.

Besteht ein Verdacht auf Tuberkulose, so wird konzentrierter Morgenurin untersucht. Nach der nächtlichen Durstperiode ist der Erreger im Urin angereichert und kann in der Kultur nachgewiesen werden.

Auch winzige einzellige Lebewesen, die normalerweise im Darm leben, die Trichomonaden, können Harnwegsinfekte auslösen. Sie können mikroskopisch anhand ihrer Geißelbewegung nur nachgewiesen werden, solange der Urin noch warm und frisch ist.

### Die Ultraschalluntersuchung (Sonographie)

Eine Ultraschalluntersuchung ist völlig schmerzlos, belastet den Körper nicht mit Röntgenstrahlen und ermöglicht eine schnelle Orientierung über Lage, Gestalt und Formveränderung der Nieren und der Harnblase sowie der Prostata bzw. der Gebärmutter und der Eierstöcke. Tumore, Zysten, Abszesse, Stauungen und Steine in den Nieren, dem Nierenbecken oder

## Wie wichtig ist der Erregernachweis?

Bei der Frau spricht man von einer unkomplizierten unteren Harnwegsinfektion, wenn die Symptome noch nicht länger als 48 Stunden andauern und die Frau bis jetzt noch nicht häufig an Harnwegsinfektionen erkrankt war. In diesem Fall geht man davon aus, dass keine funktionellen oder anatomischen Abflussstörungen vorliegen und kann auf eine genaue Bestimmung des Erregers verzichten. Eine Kurzzeittherapie mit einem Antibiotikum, das gegen den häufigsten Erreger einer ambulant erworbenen Harnwegsinfektion wirkt, wird in diesen Fällen ausreichen. Ihr Erfolg ist nach einer Woche zu überprüfen.

Anders sieht es aus, wenn die Infektion im Krankenhaus oder nach einer Katheterisierung aufgetreten ist. Dann kommen andere Erreger ins Spiel wie Proteus, Klebsiella, Enterokokken und Pseudomonas. Bei diesen so genannten nosokomialen Keimen erlaubt der Erregernachweis eine gezielte antibiotische Behandlung. Bis das Ergebnis der Urinkultur vorliegt, wird mit einem bewährten Antibiotikum behandelt und nach Eintreffen der Resistenzbestimmung die Therapie gegebenenfalls korrigiert.

In mehr als 95 % aller Fälle ist eine einzige Erregerspezies für die Harnwegsinfektion verantwortlich. Der Nachweis einer Mischflora im Urin bedeutet meistens, dass die Probe verunreinigt wurde.

95 % aller Harnwegsinfekte werden durch gramnegative Erreger oder Enterokokken hervorgerufen. Bei sexuell aktiven Frauen ist *Staphylococcus saprophyticus* ein wichtiger Erreger. Bei Frauen können auch *Ureaplasma urealyticum* und *Gardnerella vaginalis* eine symptomatische Harnwegsinfektion bewirken.

Wurde die Infektion durch sexuell übertragbare Keime ausgelöst, muss unbedingt auch der Partner antibiotisch behandelt werden.

der Harnblase sind gut zu erkennen. Es gibt sogar einen bestimmten Typ von Nierensteinen, die Harnsäuresteine, die ausschließlich mit Ultraschall geortet werden können, weil sie im Röntgenbild keinen Schatten ergeben.

Auch die Bestimmung des Resturins nach der Entleerung der Blase kann ohne Katheterisierung mithilfe einer Sonographie durchgeführt werden. Die Harnleiter und die Harnröhre kön-

# So werden Harnwegsinfektionen diagnostiziert

nen bei der Sonographie normalerweise nicht dargestellt werden. Über die Funktion der Nieren kann die Ultraschalluntersuchung ebenfalls nichts aussagen. Dazu ist eine Röntgenuntersuchung mit einem Kontrastmittel notwendig.

### Radiologische Untersuchungen

Röntgen-Untersuchungen oder Computertomographie wird bei der Diagnostik von Harnwegsinfektionen nur bei bestimmten Indikationen eingesetzt. Dazu gehören:

- Infektion mit ungewöhnlichen Erregern (Pseudomonas, Proteus oder Anaerobier)
- Beteiligung der Niere mit Andauern des Fiebers über 3 Tage
- Harnwegsinfekt bei Säuglingen, Kleinkindern, Männern oder bei Diabetikern
- Nierensteine
- Nicht ansprechen auf die Therapie
- Häufig wiederkehrende oder chronische Harnwegsinfekte
- Viel Blut im Urin

## Beschwerden ohne Keimnachweis

Es liegen die typischen Beschwerden einer Harnwegsinfektion vor, es werden jedoch nur wenige Bakterien im Urin nachgewiesen. Der Urologe nennt dies ein Urethralsyndrom. Das bedeutet, dass die Symptome einer Harnwegsinfektion vorliegen, jedoch keine oder keine hohe Zahl an Bakterien im Urin gefunden wird.

In einem solchen Fall muss eine Infektion mit selteneren Erregern wie Chlamydien oder Trichomonaden ausgeschlossen werden.

Chlamydien können nicht mikroskopisch bestimmt werden. Sie werden im Labor mit monoklonalen Antikörpern nachgewiesen. Bei einem Verdacht auf eine Chlamydienerkrankung erfolgt bis zum Vorliegen der Laborergebnisse eine empirische Therapie mit einem geeigneten Antibiotikum (etwa 200 mg Doxycyclin), die bei Bestätigung des Verdachtes 7–10 Tage lang durchgeführt wird.

Trichomonaden (*Trichomonas vaginalis*) sind keine Bakterien, sondern einzellige Lebewesen. Sie können anhand ihrer lebhaften Geißelbewegung gut mit einem Lichtmikroskop entdeckt werden. Trichomonaden werden fast ausschließlich durch Geschlechtsverkehr übertragen. Sie verursachen einen hartnäckigen, brennenden Ausfluss aus Scheide und Harnröhre. Das Scheidensekret ist schaumig, grünlich verfärbt und übel riechend.

Die Therapie einer Trichomonadeninfektion erfolgt meistens mit einem Metronidazolpräparat. Auch Tinidazol oder Nimorazol werden eingesetzt.

### Wichtig

Zur Vermeidung eines »Ping-Pong-Effektes«, einer ständigen gegenseitigen Ansteckung, muss unbedingt gleichzeitig auch der Sexualpartner behandelt werden. Dies ist auch dann notwendig, wenn der Partner selbst keine Symptome hat, weil sich in seiner Harnröhre und Blase ebenfalls Trichomonaden befinden können.

Einige Tage nach der Behandlung und nach der darauf folgenden Menstruation sollte eine Kontrolle von Urin und Scheidensekret vorgenommen werden.

Wenn weder im Urin noch im Vaginalabstrich Mikroorganismen nachgewiesen werden können, die Beschwerden aber trotz aller Selbsthilfemaßnahmen andauern, besteht der Verdacht auf eine interstitielle Cystitis. Über diese schmerzhafte Erkrankung und ihre Diagnose lesen Sie ab Seite 106.

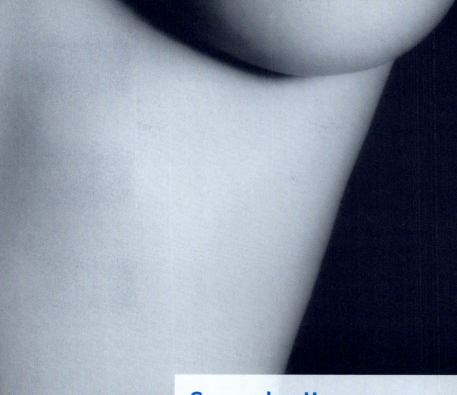

## So werden Harnwegsinfektionen behandelt

Auch heute trifft einer der uralten Grundsätze der Medizin noch erstaunlich häufig zu: »was brennt wird mit Wasser gelöscht«. Für die Behandlung der Harnwegsinfektion bedeutet dies: Trinken, trinken, trinken.

# So werden Harnwegsinfektionen behandelt

Reichliche Flüssigkeitszufuhr ist die erste und wichtigste Allgemeinmaßnahme, die schon bei den ersten Anzeichen einer Harnwegsinfektion praktiziert werden sollte. Die Zweite besteht in der Minderung der Schmerzen. Wärme ist manchmal schon ausreichend, Schmerzmittel sind häufig notwendig. Das dritte Standbein der Cystitistherapie ist die Gabe von Antibiotika. Auch wenn diese Medikamente bei den meisten Patienten nicht beliebt sind – durch die effektive Entfernung der Krankheitserreger wird eine aufsteigende Infektion verhindert und damit auch eine möglicherweise irreversible Schädigung des Nierengewebes.

## Durchspülungstherapie – Bakterien einfach ausschwemmen

Die meisten Menschen trinken zu wenig, darüber sind sich die Mediziner einig. Schon an einem normalen Tag sollte ein Nordeuropäer eineinhalb bis zwei Liter Flüssigkeit zu sich nehmen. Dabei sind Schwarztee, Kaffee und alkoholische Getränke nicht mitgerechnet, da sie dem Körper eher noch Wasser entziehen. Bei einer Cystitis dient eine reichliche Flüssigkeitszufuhr nicht nur dazu, den Körper gut mit Wasser zu versorgen, sondern auch reichlich verdünnten, nicht reizenden Urin zu produzieren.

*Beginnen Sie die Trinkkur mit Blasentee gleich bei den allerersten Anzeichen einer Blasenreizung.*

Denken Sie an die Hauptsymptome der Harnwegsinfektion: Schmerzen beim Wasser lassen, häufiger Harndrang, Bakterien im Urin. Gegen alle diese Symptome hilft das Trinken, denn

- der Urin wird verdünnt und enthält weniger Harnsäure, die auf der entzündeten Schleimhaut höllisch brennt,
- die Blase wird schneller gefüllt und es können trotz des häufigen Harndrangs mehr als ein paar schmerzhafte Tropfen ausgeschieden werden,
- und das ist der wichtigste Effekt: Bakterien in der Blase und dem Harnleiter werden mit dem kräftigen Urinstrom ausgespült und können sich nicht vermehren.

Viel, viel trinken ist die erste und einfachste Maßnahme bei den ersten Anzeichen einer Blasenreizung. Sie steht deshalb in unserem Soforthilfeprogramm (siehe Seite 62) an erster Stelle, sie ist aber auch dann noch wirksam, wenn die Infektion schon akut ist und eine Antibiotikabehandlung notwendig wird.

Und letztlich ist eine ausreichende Flüssigkeitsaufnahme auch eine der wichtigsten Maßnahmen, um erneute Infektionen zu verhindern.

## Welche Getränke sind geeignet?

Das oberste Ziel der Flüssigkeitsaufnahme bei Blasenentzündungen ist es, die Harnmenge zu erhöhen. Dazu würde im Prinzip Wasser ausreichen.

Es gibt allerdings auch Getränke, die weniger geeignet sind, weil sie die Blase noch mehr reizen oder den Urin ansäuern und damit die Beschwerden noch verschlimmern – hierzu zählen beispielsweise Kaffee, Schwarztee und alkoholische Getränke.

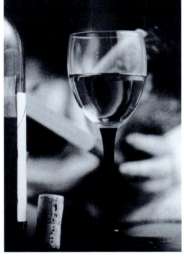

Bei einer Blasenentzündung muss man auf den geliebten Wein verzichten.

Besonders empfehlenswert sind dagegen Getränke, die über die reine Flüssigkeitsaufnahme hinaus noch pharmakologische Wirkungen ausüben. Hier denken wir natürlich an Blasen- und Nierentees, die es fertig in Apotheken zu kaufen gibt oder die man sich aus den entsprechenden Pflanzen selbst mischen kann.

Blasentees können bei den ersten Anzeichen einer Harnwegsinfektion als alleinige Therapie eingesetzt werden. Ist die Infektion jedoch bereits fortgeschritten, werden sie unterstützend zu einer Antibiotikabehandlung geschätzt. Außerdem haben Blasentees und andere pflanzliche Präparate eine große Bedeutung in der Prävention von Harnwegsinfektionen.

Kaffee, Schwarztee und alkoholische Getränke sind bei Blasenentzündungen tabu.

# So werden Harnwegsinfektionen behandelt

## ■ Blasentee – Reine Geschmackssache

Medizinische Tees haben manchmal einen herben oder bitteren Geschmack, doch das sollte und darf Sie nicht davon abhalten viel davon zu trinken. Aus der Vielfalt der möglichen Heilpflanzen können Sie sich diejenige aussuchen, die Ihnen am besten schmecken und Ihnen gut tun.

Probieren Sie verschiedene Präparate aus unserer Liste aus. Häufig hilft Zucker oder besser noch Honig, den Geschmack zu verbessern. Besonders bei bitteren Tees lässt sich jedoch der unangenehme Geschmack auch nicht durch Süßes übertönen. In Teemischungen werden bitteren Kräutern deshalb andere Heilpflanzen mit ätherischen Ölen, z. B. Pfefferminze, beigemischt.

Blasentees sollten, wie überhaupt alle medizinischen Tees, als »Kur« getrunken werden. Sie müssen, um ihre Wirkung zu entfalten, regelmäßig, in ausreichender Menge und mindestens bis zum Verschwinden der Symptome zu sich genommen werden.

Im Sinne von Kneipp sollte der Tee langsam und schluckweise getrunken werden – als eine Maßnahme, die den ganzen Menschen beeinflussen soll, sowohl Körper wie Seele. Ziel ist eine Harmonisierung und damit auch die Steigerung der allgemeinen Lebenskräfte.

Also setzen Sie sich mit einer großen Tasse Blasentee gemütlich in einen Sessel, vielleicht mit einer Wärmflasche auf dem Bauch und gönnen Sie sich die Ruhe, um Ihre Körperkräfte ganz auf die Überwindung der Infektion einzustellen.

## Die medikamentöse Therapie von Harnwegsinfektionen

Die empirische Antibiotikatherapie für untere Harnwegsinfekte wirkt gegen die häufigsten Erreger:
*E. coli*, *Enterobacter*, Enterokokken, Klebsiellen, *Proteus* und *Pseudomonas aeruginosa*

Bei der medikamentösen Therapie der Harnwegsinfektion steht der Arzt vor einem Dilemma: Vor ihm sitzt eine Patientin mit erheblichen Schmerzen, die rasche Hilfe benötigt. Sie hat höchstwahrscheinlich eine bakterielle Infektion, die durch eine spezifische Antibiotikatherapie bekämpft werden sollte.

Für eine erregerbezogene Therapie müsste er jedoch ein Antibiogramm anfertigen lassen, was einige Tage dauert. So lange kann die Erkrankte keinesfalls ohne Behandlung bleiben. Als Ausweg aus dieser Situation wird eine empirische Antibiotikatherapie durchgeführt. Das bedeutet, dass Antibiotika eingesetzt werden, die erfahrungsgemäß gegen die »üblichen« Erreger einer Harnwegsinfektion wirken.

Hatte eine Patientin schon häufiger Harnwegsinfektionen und wurden bei ihr ungewöhnliche Erreger festgestellt, dann wird sich der Arzt möglicherweise dazu entschließen, zunächst eine empirische Therapie durchzuführen und gleichzeitig ein Antibiogramm anzulegen. Sollte sich dabei eine Resistenz des Erregers gegen das eingesetzte Medikament ergeben, kann auf ein anderes Mittel umgestellt werden.

## Symptomatische Therapie – Erste Hilfe gegen Schmerzen

Gegen die Symptome der Harnwegsinfektion hilft eine symptomatische Therapie. Der Arzt wird Ihnen in erster Linie auftragen viel, viel zu trinken. Das zweite sehr effektive »Hausmittel« ist Wärme. Die heiße Wärmflasche oder das Kirschkernsäckchen auf dem Unterleib entspannen die verkrampfte Muskulatur und erhöhen die Durchblutung der erwärmten Organe.

Auch wenn Ihnen danach ist sich in die warme Badewanne zu legen, tun Sie es lieber nicht. Keime, die noch am Eingang der Harnröhre sitzen, können durch das Wasser eingeschwemmt werden und die Infektionslast noch zusätzlich erhöhen.

Sehr wohltuend sind warme Fußbäder, denen man sogar noch Zusätze beigeben kann, die die Durchblutung steigern. Über die Wirkung von ansteigenden Fußbädern lesen Sie in unserem Selbsthilfeprogramm (siehe Seite 62).

### Schmerzmittel

Eigentlich sollten Schmerzmittel bei einer Harnwegsinfektion nicht nötig sein, denn wenn Sie sofort bei den ersten Anzeichen einer Blasenreizung mit dem Soforthilfeprogramm beginnen, dann werden die Schmerzen erst gar nicht so schlimm werden.

## So werden Harnwegsinfektionen behandelt

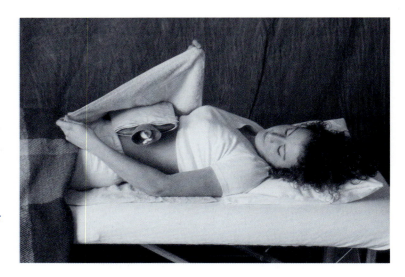

Wärme entspannt die Muskulatur und sorgt für eine bessere Durchblutung – das nimmt die Schmerzen.

Manchmal geht es aber so rasend schnell mit der Entwicklung einer massiven Infektion voran, dass die Selbstbehandlung nicht mehr greift und eine vom Arzt verordnete Antibiotikabehandlung die Bakterien abtöten muss.

Ein effektives Medikament, das gegen die meisten Erreger der HWI wirkt, wird so schnell anschlagen, dass auch in diesem fortgeschrittenen Fall Wärme und Trinken zur Schmerzlinderung ausreichen werden, denn schon am Tag nach der ersten Einnahme des Antibiotikums lassen die Symptome stark nach.

Wenn die Schmerzen zu stark sind, können durchaus Schmerzmittel verordnet werden. Als Versuch lohnt sich in jedem Fall

> ■ **Nicht immer ist Acetylsalizylsäure das Mittel der Wahl**
>
> **Achtung:** Sie dürfen keine Acetylsalizylsäure einnehmen, wenn Ihr Körper ein bestimmtes Enzym nicht ausreichend bildet (Glukose-6-Phosphat-Dehydrogenase-Mangel). Auch bei Bronchialasthma und Magen- oder Zwölffingerdarmgeschwüren oder wenn Sie blutgerinnungshemmende Medikamente nehmen müssen (Marcumarpatienten), sollten Sie auf andere Schmerzmittel zurückgreifen.

ein einfaches Schmerzmittel, das auch gleichzeitig entzündungshemmend wirkt, wie Acetylsalizylsäure (Aspirin) auszuprobieren.

Andere Analgetika, die nach Absprache mit dem Arzt zur Schmerzbekämpfung bei Harnwegsinfektionen infrage kommen sind Ibuprofen (z. B. Ibuprofen, Ibuphlogont) und bei ganz starken kolikartigen Schmerzen Metamizol (z. B. Novalgin, Novaminsulfon).

### Krampflösende Mittel

Die Blasenmuskulatur zählt wie auch die Muskulatur des Verdauungstraktes zum Typ der glatten Muskulatur. Gegen krampfartige Schmerzen der glatten Muskulatur helfen so genannte Spasmolytika wie Butylscopalamin (z. B. Buscopan).

Butylscopalamin wird zwar auch in Tablettenform, als Tropfen oder Zäpfchen verschrieben, soll aber wesentlich schneller und besser wirken, wenn es intravenös verabreicht wird. Für die Behandlung zu Hause müssen sie auf die oralen Darreichungsformen oder auf Zäpfchen zurückgreifen.

Häufig werden auch Kombinationen aus einem Spasmolytikum und einem Schmerzmittel (z. B. Butylscopalamin plus Paracetamol in Buscopan plus oder Butylscopalamin plus Metamizol in Buscopan compositum) verordnet.

> **Achtung!**
> Die vollständige Ausschaltung des Warnsignals »Schmerz« birgt die Gefahr, dass Sie Ihren Zustand viel zu positiv einschätzen und sich nicht mehr schonen, schlimmstenfalls sogar das Selbsthilfeprogramm oder die Antibiotikaeinnahme verfrüht abbrechen.

## Kausale Therapie – Kampf den Erregern

Zielt die zuvor beschriebene symptomatische Therapie gegen die Schmerzen bei der Harnwegsinfektion, so packt die kausale Therapie das Übel an der Wurzel und bekämpft die Verursacher der Entzündung.

Streng genommen ist auch die Durchspülungstherapie eine kausale Therapie, sorgt sie doch durch erhöhte Ausscheidung für eine Verringerung der Erregerlast, doch möchten wir hier auf die Therapie mit antibiotisch wirksamen Substanzen eingehen.

## So werden Harnwegsinfektionen behandelt

### Antibiotika: oft unverzichtbar

Als Antibiotika gelten alle Substanzen, die Bakterien bekämpfen. Das berühmteste Antibiotikum ist das Penicillin, das seit seinem ersten Einsatz 1941 die moderne Medizin revolutionierte. Schwere Infektionskrankheiten, die bis dahin oft tödlich verliefen, wie Tuberkulose, Lungenentzündung, Kindbettfieber oder Wundinfektionen konnten nun behandelt werden. Wie es so oft schon in der Medizingeschichte war, so folgt auch hier nach der ersten Euphorie die Ernüchterung. Der eherne Grundsatz »keine Wirkung ohne Nebenwirkung« galt auch für die Antibiotika, die leider eine Vielzahl von unerwünschten Nebenwirkungen zeigten.

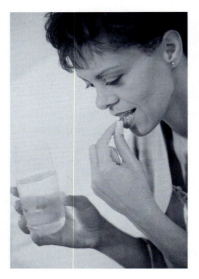

Antibiotika müssen konsequent eingenommen werden. Wer sie eigenmächtig absetzt, der gefährdet den Erfolg der Therapie.

Eine Besorgnis erregende unerwünschte Wirkung ist die zunehmende Resistenz von Krankheitserregern gegen Antibiotika. Obwohl diese längst nicht mehr nur aus Naturstoffen wie Pilzen gewonnen werden, sondern hauptsächlich chemisch-synthetisch oder gentechnologisch hergestellt und vielfach chemisch umgebaut wurden, erfinden immer mehr Bakterien Abwehrmechanismen gegen ihren Angriff und lassen sich in ihrem Wachstum nicht mehr so leicht hemmen. Es existieren bereits nosokomiale (Krankenhaus-)keime, die nur noch durch sehr spezielle Antibiotika, die streng nur gegen solche hochresistenten Keime eingesetzt werden, zu bekämpfen sind.

Antibiotika werden deshalb nicht zuletzt wegen des Resistenzproblems nicht mehr leichtfertig verordnet. Bei relativ leicht verlaufenden Infektionen der unteren Harnwege kann auf ihren Einsatz möglicherweise zunächst verzichtet werden. Klingen die Symptome jedoch nach 1–2 Tagen trotz einer konsequenten Durchspülungstherapie und der Anwendung von Wärme nicht ab oder kommen gar Nierenschmerzen und Fieber dazu, wäre es sträflich sie nicht einzusetzen.

Die Gefahr für schwerwiegende Komplikationen und dauerhafte Schäden am Nierengewebe wiegt vorübergehende Nebenwirkungen von Antibiotika nicht auf.

### Wenn Antibiotika, dann konsequent

Viele Patienten haben eine tief sitzende Abneigung gegen Antibiotika. Sie fürchten die Nebenwirkungen und denken, diesen dadurch zu entgehen, wenn sie die unbeliebten Medikamente nur so kurz wie möglich einnehmen. Daraus resultiert der weit verbreitete und nicht auszurottende Fehler, dass immer wieder Antibiotika zu früh abgesetzt werden. Sobald sich die Symptome gebessert haben, wird die Einnahme gestoppt, die Medikamente werden »eingespart«.

Das ist grundlegend falsch und es kann nur immer wieder davor gewarnt werden. Die Einzigen, die von der zu kurzen Einnahme profitieren, sind die Krankheitserreger selbst. Bei einer zu kurzen Behandlungszeit werden nämlich nicht alle Keime abgetötet. Die überlebenden können Resistenzmechanismen entwickeln und sich erneut vermehren. Bricht die Infektion dann erneut aus, kann es sein, dass das zuvor eingesetzte Antibiotikum nicht mehr wirksam ist.

Befolgen Sie deshalb unbedingt die Regel: Antibiotika stets solange wie vorgeschrieben und in der verordneten Menge einnehmen. Niemals die Dosis oder die Einnahmedauer eigenmächtig kürzen.

## Schnelle Wirkung in kurzer Zeit

Zur Therapie der unteren Harnwegsinfektion hat sich eine Kurzzeittherapie von 1–3 Tagen durchgesetzt. Dies ist möglich, weil die meisten Antibiotika eine relativ hohe Konzentration in der Niere und der Blase erreichen. Der Plasmaspiegel im Blut liegt bei ihnen wesentlich niedriger als die Konzentration, die sie im Harn erreichen.

Einige Therapeuten bevorzugen eine einmalige Gabe eines Antibiotikums als Einzeldosis, andere eine empirische Therapie von 1–3 Tagen.

## So werden Harnwegsinfektionen behandelt

Eine einmalige Gabe eines Antibiotikums kann sogar zu diagnostischen Zwecken eingesetzt werden. Wirkt das Antibiotikum nach der Einmaldosis, liegt tatsächlich eine untere unkomplizierte Harnwegsinfektion vor.

Voraussetzungen für die Einmaltherapie sind:

- Fehlen bzw. Ausschluss von Risikofaktoren
- Die Symptome dauern noch nicht länger als eine Woche
- Kein Fieber
- Kooperative Patientin und Nachkontrolle gesichert

Patientinnen, die schon häufiger an Harnwegsinfektionen erkrankt waren, sollten weiterhin mit konventioneller Dosis therapiert werden.

An dieser Stelle können keine Empfehlungen für die Auswahl des geeigneten Antibiotikums gegeben werden. Jeder Arzt hat »sein« bevorzugtes Mittel, mit dem er die besten Erfahrungen gemacht hat und nur der Arzt kann unter Berücksichtigung aller patientenbezogenen Faktoren wie Vor- und Grunderkrankungen sowie Risikofaktoren und Wechselwirkung mit anderen Medikamenten das geeignete Antibiotikum auswählen und die Dosis festlegen.

Als mögliches Beispiel für die Empfehlungen, die zum jetzigen Zeitpunkt für die Therapie von Harnwegsinfektionen gegeben werden, möchten wir in der nachfolgenden Tabelle die des Mikrobiologischen Institutes der Universitätsklinik München nennen.

# Die medikamentöse Therapie von Harnwegsinfektionen

● **Empfohlene empirische Therapie mit Antibiotikum**

| Untere Harnwegsinfektion mit Harndrang und Dysurie, ohne Fieber | | |
|---|---|---|
| Mögliche Erreger | Escherichia coli, Enterokokken, Proteus, Klebsielen, Enterobacter, Pseudomonas aeruginosa | |
| **Antibiotikum** | **Beispiel** | **Dosis** |
| Cotrimoxazol | Cotrim forte | 2 x 1 Tabl. |
| Ampicillin und Sulbactam | Unacid PD oral | Jeweils 2 Tabl. am 1. und 3. Tag |
| **Obere Harnwegsinfektion mit Beteiligung des Nierenbeckens oder der Nieren, Flankenschmerz, Fieber und weißen Blutkörperchen im Urin** | | |
| Mögliche Erreger | Enterobakterien, Enterokokken, Pseudomonas aeruginosa, Staphylococcus aureus, B-Streptokokken | |
| **Antibiotikum** | **Beispiel** | **Dosis** |
| *Akuter Krankheitsverlauf* | | |
| Cotrimoxazol | Cotrim forte | 2 x 250–500 mg |
| Cefuroxim | Elobact | 2 x 1 Tabl. |
| Cefixim | Ceforal | 2 x 200 mg |
| Mezlocillin und Gentamicin | Baypen, Melocin und Refobacin | 3 x 2 g bis 3 x 4 g und 3–5 mg/kg/Tag in 3 Dosen |
| Cefotaxim und Gentamicin | Claforan und Refobacin | 2–3 x 1–2 g und 3–5 mg/kg/Tag in 3 Dosen |
| **Chronisch rezidivierender Krankheitsverlauf** | | |
| Therapie nach Antibiogramm | | |
| **Asymptomatische Bakteriurie, bakterieller Befund im Urin, keine Symptome** | | |
| **Antibiotikum** | **Beispiel** | **Dosis** |
| *Kinder* | | |
| Cefuroxim | Elobact | 2 x 250–500 mg, Einnahme nach den Mahlzeiten |
| Cotrimoxazol | Cotrim forte | 2 x 1 Tabl. |
| Amoxicillin | | 3 x 1 Tabl. |
| *Schwangere* | | |
| Amoxicillin | | Nach Angabe des Arztes |
| *Erwachsene* | | |
| Kein Therapiebedarf | | |

(verändert nach: Institut für medizinische Mikrobiologie, Immunologie und Hygiene des Klinikums rechts der Isar, TU München, www.mikrobio.med.tu-muenchen.de, vom 9.11.2002)

## So werden Harnwegsinfektionen behandelt

## So können Sie Ihre Darmflora nach einer Antibiotikumbehandlung unterstützen

Antibiotika sind unverzichtbar zur Bekämpfung einer Infektion mit pathogenen (krankheitserregenden) Keimen. Die griechische Silbe »-bios« bedeutet »Leben«. Antibiotika wirken also »gegen das Leben« und doch können sie Leben retten.

Zwar sind die heutigen modernen Antibiotika relativ spezifisch, doch auch sie können noch nicht zwischen den »guten« und den »schlechten« Bakterien unterscheiden. Im Darm kann eine Dysbiose entstehen, ein Ungleichgewicht zu Lasten der »guten« Bakterien, und so kommt es, dass man nach einer Antibiotikumbehandlung zwar die Infektion los ist, dafür aber unter Nebenwirkungen leiden kann, weil die physiologische Darmflora gestört und teilweise vernichtet wurde.

Verdauungsstörungen wie Durchfall, Übelkeit oder Blähungen können während der Therapie mit Antibiotika auftreten und einige Zeit nach Absetzen des Medikamentes können sich Pilze in Darm oder Scheide ausbreiten, weil sie nicht von säurebildenden Bakterien in Schach gehalten werden.

Nach einer Antibiotikum-Therapie sollte man den Aufbau der Milchsäurebakterien-Flora besonders unterstützen. Produkte, die dafür in der Apotheke (rezeptfrei) angeboten werden, enthalten entweder getrocknete Bakterien (meistens Milchsäurebakterien), Stoffwechselprodukte von Bakterien oder andere Substanzen, die das Wachstum der Milchsäurebakterien im Darm unterstützen.

Sie können Ihre Darmflora aber auch ganz natürlich durch die Ernährung fördern. Alle Sauermilchprodukte, besonders Yoghurt mit lebenden Kulturen, tun jetzt gut.

Beispiele für so genannte Probiotika zur Behandlung einer Dysbiose:

- Mutaflor Kapseln (Ardeypharm) enthalten Trockenmasse von Escherichia coli Stamm Nissle 1917
- Acidophilus Zyma Granulat (Novartis Consumer Health) enthält lebensfähige Lactobacillus acidophilus (Milchsäurebakterien)
- Hylak plus Lösung (Merckle) enthält Stoffwechselprodukte von Lactobacillus helveticus und L. acidophilus
- Omniflora Kapseln (Novartis Consumer Health) enthalten Trockenmasse von Lactobacillus gasseri und Bifidobacterium longum
- Perenterol Kapseln (Thiemann) enthalten Saccharomyces boulardii
- Rephalysin C Dragees (Repha) enthalten getrocknete Kulturen von Escherichia coli

## Vorbeugung und Behandlung wiederkehrender Harnwegsinfektionen

Bei Frauen, die unter rezidivierender, also häufig wiederkehrender Harnwegsinfektion leiden, muss gründlich abgeklärt werden, ob Missbildungen der Harnwege, Verengungen irgendwelcher Art, etwa durch Narben oder Steine oder andere Ursachen für einen ständigen Rückstau von Harn vorliegen.

Wird kein anatomischer Grund für die gehäuften Infektionen festgestellt, sollte ein Keimnachweis durchgeführt werden. Vielleicht sind seltene oder resistente Keime die Erreger, dann werden spezifische Antibiotika eingesetzt.

Im Falle einer rezidivierenden Harnwegsinfektion kann eine Dauertherapie mit Antibiotika über mehrere Wochen sinnvoll sein. Dabei werden die Antibiotika niedriger dosiert als bei der Kurztherapie, aber hoch genug, um neu eintretende Keime sofort abzutöten. Allerdings werden natürlich nicht nur die Bakterien in der Harnröhre dezimiert, sondern auch die erwünschte Keimflora in der Scheide und im Darm wird in Mitleidenschaft gezogen.

*Medikamente zum Aufbau der Darmflora (enthalten meistens Milchsäurebakterien) oder das Essen von Joghurt mit lebenden Milchsäurekulturen hilft, die Darmbakterien nach der Antibiotikatherapie wieder aufzubauen.*

Die Vermehrung bestimmter Bakterien kann durch die medikamentöse Ansäuerung des Harns verhindert werden. Den gleichen Effekt erreicht man auch durch die Einnahme von Vitamin C.

*Haben die Antibiotika die Scheidenflora so stark geschädigt, dass sich Pilze ansiedeln können, helfen Scheidenzäpfchen, die Milchsäurebakterien enthalten.*

## Antibiotika nach dem Sex?

Stellen Sie einen Zusammenhang zwischen Ihren wiederkehrenden Infektionen und Geschlechtsverkehr fest? Dann ist es an der Zeit unbedingt einmal Ihre Sexualhygiene zu überprüfen. Tipps dazu erhalten Sie ab Seite 86.

Nimmt die Häufigkeit der Beschwerden trotz Einhaltung aller Vorsichtsmaßnahmen nicht ab, könnte Ihr Arzt Ihnen ein Antibiotikum verschreiben, das Sie immer einnehmen, wenn Sie Sex hatten.

# So werden Harnwegsinfektionen behandelt

Sprechen Sie offen mit Ihrem Arzt über Ihre Beschwerden und den Zusammenhang mit Ihrem Sexualleben.

## Bringen Sie Ihre Immunabwehr auf Trab

Eine geschwächte Immunabwehr kann der Grund dafür sein, dass Sie immer wieder an Harnwegsinfektionen erkranken. Es gibt vielerlei Möglichkeiten das Immunsystem allgemein zu stärken, etwa durch eine besonders vitamin- und vitalstoffreiche Ernährung oder die Einnahme entsprechender Präparate.

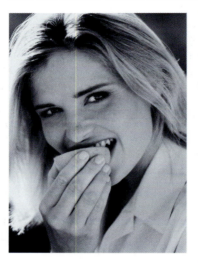

Viel Gemüse und Obst essen, das steigert die Immunabwehr.

Aber auch mit der gezielten Stärkung der Abwehr der Harnwege können gute Erfolge erzielt werden. Dazu werden Bakterienextrakte aus Escherichia coli eingesetzt, um die Immunabwehr ähnlich einer Impfung zu stimulieren. Die tägliche Gabe eines solchen Präparates (z. B. Uro-Vaxom) führt zur Stimulation von Fress- und Abwehrzellen an der Blaseninnenwand sowie von Antikörpern.

## Östrogen für Frauen in der Menopause

Bei Frauen in oder nach den Wechseljahren kann der Grund für häufige Harnwegsinfekte in einem Östrogenmangel ihrer Vaginalschleimhaut liegen. Dadurch ändert sich der Säuregehalt der Vaginalschleimhaut und damit auch die normale Bakterienbesiedelung. Es können vermehrt *E. coli* und andere Keime von der Vagina in die Harnröhre eindringen und eine Infektion auslösen. Das Einführen östrogenhaltiger Creme in die Vagina kann Rezidive bei diesen Frauen deutlich verringern. Diese einfache und nebenwirkungsarme Therapie kann bei Frauen in den Wechseljahren eine Alternative zur prophylaktischen Dauertherapie mit Antibiotika sein. Eine positiver Nebeneffekt der Östrogen-Creme ist außerdem, dass die sonst in der Menopause häufig zu trockene Vaginalschleimhaut wieder feuchter und der Geschlechtsverkehr genussreicher wird.

## Indianisches Heilwissen gegen Harnwegsinfektionen – Cranberry

Die Indianer Nordamerikas verwenden seit altersher die von ihnen »Ibimi« genannte amerikanische Art unserer Preiselbeere, die Cranberry, gegen Infektionskrankheiten. Auch bei uns ist Cranberry-Saft in der letzten Zeit bekannt geworden und inzwischen wurden auch die wirksamen Inhaltsstoffe der Beere nachgewiesen.

Anfänglich nahm man an, der hohe Säuregehalt von Vaccinium macrocarpon sei für die therapeutische Wirkung verantwortlich. Mittlerweile konnte man jedoch nachweisen, dass so genannte verdichtete Tannine, auch Proanthocyanidin genannt, einen spezifischen Effekt auf Bakterien ausüben. Tannine hüllen die Erreger der Harnwegsinfekte quasi ein und verhindern deren Anheftung an die Zellwände von Harnröhre, Blase und Niere.

Mehrere Studien von seriösen Forschungsinstituten haben nachgewiesen, dass der regelmäßige Genuss von Cranberry-Früchten oder deren Saft Menschen mit rezidivierenden Harnwegsinfekten vor einem Rückfall schützen kann. In einer finnischen Studie beispielsweise hatte die Gruppe von Patientinnen, die täglich 50 ml Cranberry-Saft tranken um 56 % seltener einen Rückfall als die Kontrollgruppe.

Andere Studien wiesen auf den hemmenden Effekt der Früchte auf Parodontose verursachende Bakterien und auf die Erreger von Magengeschwüren hin.

In Deutschland gehört Cranberry-Saft noch zu den Außenseitermethoden. Doch vielleicht möchten Sie das »Naturheilmittel« für sich ausprobieren? Es schmeckt gut, enthält viele Vitamine, hat keine Nebenwirkungen und ist für Frauen mit häufigen Harnwegsinfekten auf jeden Fall einen Versuch wert.

Während eines akuten Harnwegsinfektes sollte man wegen der den Harn ansäuernden Wirkung jedoch lieber auf den Saft verzichten. Saurer Harn brennt nämlich stark auf der entzündeten Harnröhrenschleimhaut.

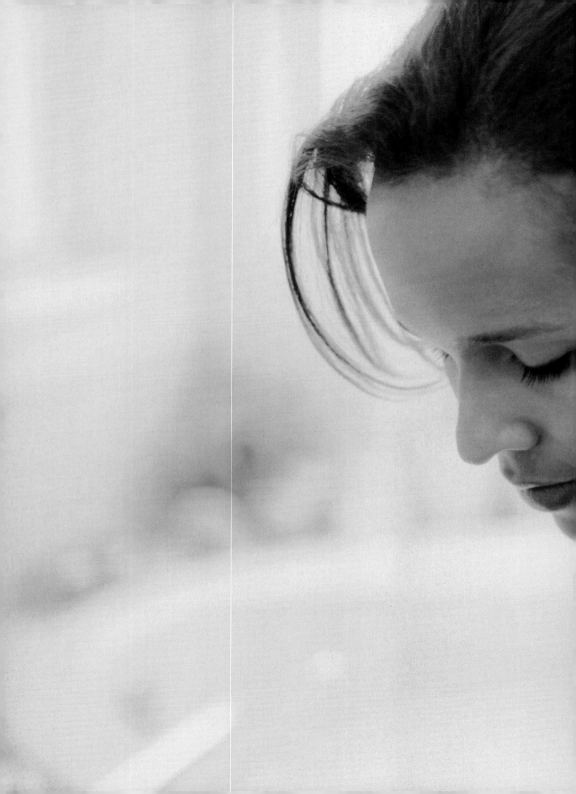

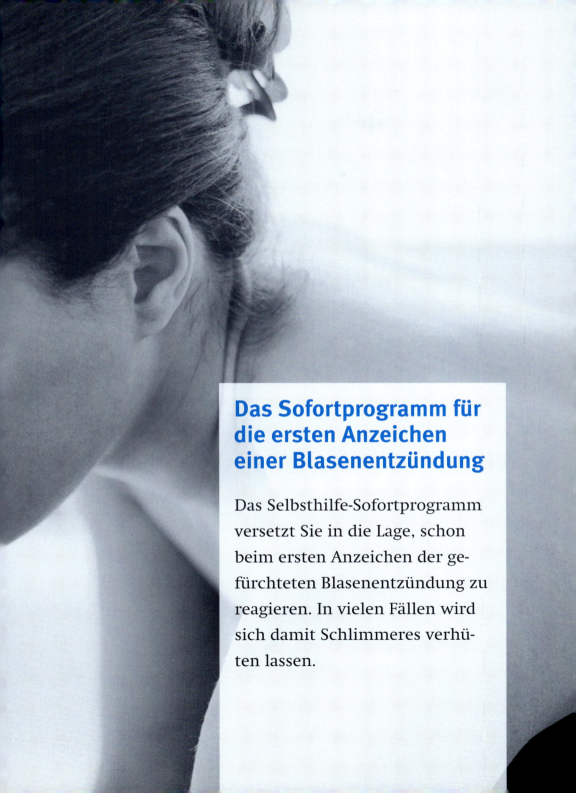

## Das Sofortprogramm für die ersten Anzeichen einer Blasenentzündung

Das Selbsthilfe-Sofortprogramm versetzt Sie in die Lage, schon beim ersten Anzeichen der gefürchteten Blasenentzündung zu reagieren. In vielen Fällen wird sich damit Schlimmeres verhüten lassen.

**Das Sofortprogramm für die ersten Anzeichen einer Blasenentzündung**

Die hier vorgestellte Selbsthilfe ist ausschließlich für das Anfangsstadium einer Infektion gedacht. Wenn Sie nach einigen Stunden keine Linderung verspüren oder die Beschwerden sogar schlimmer werden, müssen Sie unbedingt einen Arzt aufsuchen. Auch wenn Sie bereits häufiger Cystitis hatten und bei Ihnen andere Erreger als Kolibakterien aus der Urinprobe isoliert wurden, kommen Sie nicht ohne Medikamente vom Arzt aus.

**Ersten Anzeichen beachten!**

Häufig werden die ersten Anzeichen einer Harnwegsinfektion nicht beachtet und wertvolle Zeit verschenkt.

Ganz zu Anfang einer Infektion gibt es möglicherweise gar keine konkreten Symptome, doch eine Frau, die schon einmal eine Harnwegsinfektion hatte, kann spüren, dass »irgendetwas nicht in Ordnung« ist. Hören Sie auf Ihr Gefühl und reagieren Sie sofort. Es schadet in keinem Fall. Sollte es doch »falscher Alarm« sein, haben Sie schlimmstenfalls viel Flüssigkeit zu sich genommen (das tut dem gesamten Körper gut) und etwas Zeit investiert.

Also: Sobald Sie häufiger als sonst Wasser lassen müssen, wenn Sie ein Brennen dabei spüren oder auch wenn Sie nur sehr kalt geworden sind und nun ein »irgendwie unangenehmes Gefühl« im Unterleib verspüren, starten Sie das Sofortprogramm. Auf diese Weise können Sie eine echte Ausbildung der Infektion verhindern.

Das komplette Sofortprogramm ist am einfachsten zu Hause durchzuführen. Wenn Sie unterwegs oder an Ihrer Arbeitsstelle sind, suchen Sie sich einfach die Punkte heraus, die Sie durchführen können.

## 1. Sofortmaßnahme: Trinken, trinken

Dies ist der erste und wichtigste Schritt des Selbsthilfeprogramms. Beim ersten unangenehmen Gefühl in der Blasengegend beginnen Sie möglichst viel zu trinken. Bakterien, die in die Harnröhre eingedrungen sind, können am Anfang einer Infektion noch gut herausgeschwemmt werden. Außerdem wird der Urin durch die hohe Trinkmenge stark verdünnt und brennt beim Wasser lassen nicht so wie konzentrierter Harn.

# 2. Sofortmaßnahme: Urin neutralisieren

Wenn Sie zu Hause sind, brühen Sie sich eine große Kanne Blasentee auf und trinken Sie diesen in den nächsten Stunden.

Unterwegs oder am Arbeitsplatz, wenn Sie keine warmen Getränke bekommen können, besorgen Sie sich am besten Stilles Wasser. Davon kann man mehr trinken als von Mineralwasser mit Kohlensäure. Einfaches Leitungswasser geht natürlich genauso gut.

*Als Faustregel gilt: 3 Stunden lang alle 20 Minuten einen Viertelliter Flüssigkeit trinken.*

Tabu sind jetzt: Kaffee, Schwarztee, Alkohol, saure Fruchtsäfte.

## 2. Sofortmaßnahme: Urin neutralisieren

Der Säuregehalt des Harns (gemessen als pH-Wert) wird durch die Ernährung beeinflusst. Ein pH-Wert von 7,0 ist neutral, darunter ist er sauer, darüber alkalisch. Wie man sich leicht vorstellen kann, brennt saurer Harn in der gereizten Harnröhre viel stärker als alkalischer. Eine Neutralisierung des Harns durch einen Basenüberschuss gehört zu den effektivsten Mitteln zur Schmerzlinderung.

Geeignet zur Neutralisierung des Harns ist Natriumbicarbonat (Natron). Von dem einfachen und relativ billigen Natronpulver (z. B. Kaisernatron, Bullrichsalz o. a.), das Sie in jeder Backabteilung des Supermarktes oder in der Drogerie bekommen, lösen Sie einen Teelöffel in einem Glas Wasser auf. Tabletten zu je 1 g sind leichter zu dosieren und eignen sich auch für unterwegs. Natron schäumt sehr stark in Wasser und schmeckt nicht gerade gut – überwinden Sie sich troztdem und trinken Sie die Natronlösung in einem Zug aus. Danach mit einem Glas Wasser nachspülen.

*Trinken Sie im Verlauf von 3–4 Stunden jede Stunde ein Glas Natriumbicarbonat- oder Kaliumzitratlösung.*

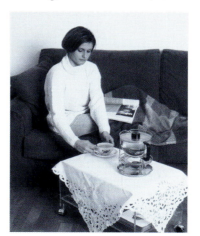

Ein weiteres Mittel ist Kaliumzitrat (z. B. Kalium Verla). Die

*Trinken, trinken, trinken ist oberstes Gebot bei Harnwegsinfekten.*

Brausetabletten schmecken etwas besser als Natriumbicarbonat, haben jedoch eine geringere Pufferwirkung.

Nützlich, aber nicht unbedingt notwendig: Sie spüren, dass die Neutralisierung des Harns wirkt, weil es beim Urinieren jetzt schon nicht mehr so stark brennt. Doch wenn Sie möchten, können Sie am Anfang der »Kur« und nach einigen Stunden den pH-Wert des Urins mit einem Teststäbchen (in Apotheken erhältlich) messen. Angestrebt werden sollte ein pH-Wert um 7. Wenn der Urin noch immer sauer reagiert, trinken Sie weiter jede Stunde ein Glas Natronlösung.

> **Achtung**
>
> Natriumbicarbonat ist in den empfohlenen Dosierungen völlig unbedenklich. Wer jedoch unter Bluthochdruck oder einer Herzerkrankung leidet, sollte das O. K. seines Arztes einholen.

## 3. Sofortmaßnahme: Häufig zur Toilette gehen

Die Durchspülungstherapie kann natürlich nur wirken, wenn die aufgenommene Flüssigkeit auch wieder ausgeschieden wird. Normalerweise ist der Harndrang bei einer beginnenden Harnwegsinfektion sowieso häufig. Sollten Sie jedoch den Eindruck haben, dass Sie nicht oft genug zur Toilette gehen können oder dass Sie nicht genug Harn ausscheiden, obwohl Sie so viel trinken wie Sie können, müssen Sie vielleicht ein harntreibendes (diuretisches) Mittel zur Hilfe nehmen.

Tee mit Ackerschachtelhalm, Birkenblätter, Brennnessel oder Hauhechel hat diese Wirkung. Aber ausnahmsweise wäre auch eine Tasse starker Kaffee erlaubt. Manche Frauen beobachten an sich, dass (alkoholfreies) Bier harntreibend wirkt. Testen Sie, was bei Ihnen den besten Effekt hat.

## 4. Sofortmaßnahme: Wärme

Halten Sie Rücken, Unterleib und (ganz wichtig) die Füße warm und trocken. Wärme regt die Durchblutung der Harnblase an, die Muskulatur entspannt und das Abwehrsystem des Körpers kann gut arbeiten.

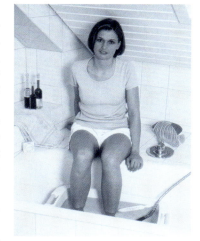

Wer unter einer empfindlichen Blase leidet sollte sich immer warm halten. Doch spätestens bei den ersten Anzeichen einer Blasenreizung heißt es: Warm anziehen. Warme Unterwäsche aus Naturfasern (Baumwolle, Wolle- oder Wolle/Seide-Wäsche) ist sehr wohltuend und dicke Wollsocken sind ein Muss.

Wenn Sie zu Hause sind, gönnen Sie sich ein ansteigendes Fußbad: Stellen Sie die Füße in eine Wanne mit ca. 35 °C warmem Wasser. Jetzt lassen Sie langsam heißes Wasser zufließen, bis die Temperatur 39–40 °C beträgt. Nach 10–15 Minuten trocknen Sie die Füße gut ab und halten sie mit Wollsocken warm.

Ein ansteigendes Fußbad verhilft zu wohliger Wärme.

Nun haben Sie schon viel dafür getan, dass die beginnende Infektion gestoppt wird. Sollten Sie immer noch Schmerzen haben, kann eine Wärmflasche oder ein heißes Kirschkernkissen gut tun. Probieren Sie aus, wo Sie sie am liebsten hinlegen. In den Rücken. auf den Bauch oder zwischen die Beine, alles kann richtig sein.

Wenn Sie unterwegs sind und keine Wärmeanwendung möglich ist, achten Sie wenigstens darauf, dass Sie auf einer warmen Unterlage sitzen und nicht auf kalten, harten Stühlen. Notfalls können Sie Ihre Jacke oder den Mantel zusammenfalten und sich auf ihn setzen.

Vollbäder sind bei einer beginnenden Harnwegsinfektion nicht zu empfehlen.

## 5. Sofortmaßnahme: Hygiene

Die auf Seite 86 beschriebene Reinigungsprozedur auf der Toilette ist jetzt besonders wichtig. Wenn Sie verhindern können, dass jetzt noch weitere Keime in die Harnröhre eindringen, können die anderen Sofortmaßnahmen am besten wirken.

Nach jedem Toilettengang das Bidet benutzen oder wenn keines vorhanden ist, die Scheide mit lauwarmem Wasser abspülen.

## 6. Sofortmaßnahme: Schmerzmittel

Schmerzmittel gehören nicht zu den Sofortmaßnahmen im eigentlichen Sinne. Wenn Ihre Beschwerden jedoch so stark sind, dass Sie ein Schmerzmittel brauchen, dann sollten Sie besser zu einem Arzt gehen. Lediglich zur Überbrückung bis zum Arztbesuch, wenn sie unterwegs sind oder vermuten, dass die Schmerzen durch die anderen Sofortmaßnahmen bald nachlassen werden, können Sie versuchen, ob ein einfaches Schmerzmittel wie Aspirin oder Paracetamol hilft.

Es gibt auch eine Reihe von sehr wirksamen homöopathischen Mitteln, die bei Harnwegsinfekten wirksam sind. Deren Auswahl sollte man jedoch besser einem Homöopathen überlassen. Wenn Sie Ihre Beschwerden gut einordnen können, wäre ein Versuch mit bewährten »Standardmitteln« lohnenswert.

Bewährte Homöopathika bei Blasenentzündungen sind:

- Cantharis D6: bei häufigem Harndrang, schneidendem Schmerz in der Blase, Brennen und Stechen in der Harnröhre beim Wasser lassen
- Belladonna D6: zu Beginn einer Blasenentzündung, plötzlicher Harndrang, unfreiwilliger Harnabgang, innere Unruhe, Hitzewallungen, Schweißausbrüche
- Nux vomica D12: Druck in der Blase, Harndrang, aber nur wenig abgehender Urin, Verschlimmerung im Freien, bei Konzentration, nach Kaffeegenuss, Wärme tut gut, Sie sind überempfindlich und reizbar

- Apis mellifica D6: Druck in der Blase, Harndrang, stechende, brennende Schmerzen beim Urinieren, wenig Durst; Sie mögen weder eng anliegende Kleider noch Wärme, Stimmung schwankt zwischen reizbar und apathisch

Von den Globuli nimmt man stündlich 5 Stück bis zur Besserung der Beschwerden. Danach reduziert man auf 3-mal täglich 5 Globuli bei der Potenz D6 und auf 1-mal täglich 5 Globuli bei der Potenz D12.

### Das sollten Sie immer im Haus haben

Damit Sie bei den ersten Anzeichen einer Cystitis unverzüglich mit den Sofortmaßnahmen starten können, sollten Sie einige Dinge stets im Haus haben:

- Blasentee: Entweder einen Instant-Fertigtee oder eine Kräutermischung zum Aufbrühen, bewährte Pflanzen finden Sie ab der S. 70.
- Natriumbicarbonat: Am billigsten ist einfaches Haushaltsnatron aus der Backabteilung des Supermarktes oder aus der Drogerie. Es gibt auch Natrontabletten zu 1 g (Kaisernatron), die in Wasser aufgelöst werden.
- Kaliumzitrat: Wer Natriumbicarbonat aufgrund des Geschmacks einfach nicht runterkriegt, kann auf Kaliumzitrat ausweichen, das es als Brausetabletten gibt (z. B. Kalium Verla Brausetabl.)

Nützlich: pH-Teststäbchen (z. B. von Merck) aus der Apotheke zum Messen des Säuregehaltes des Urins.

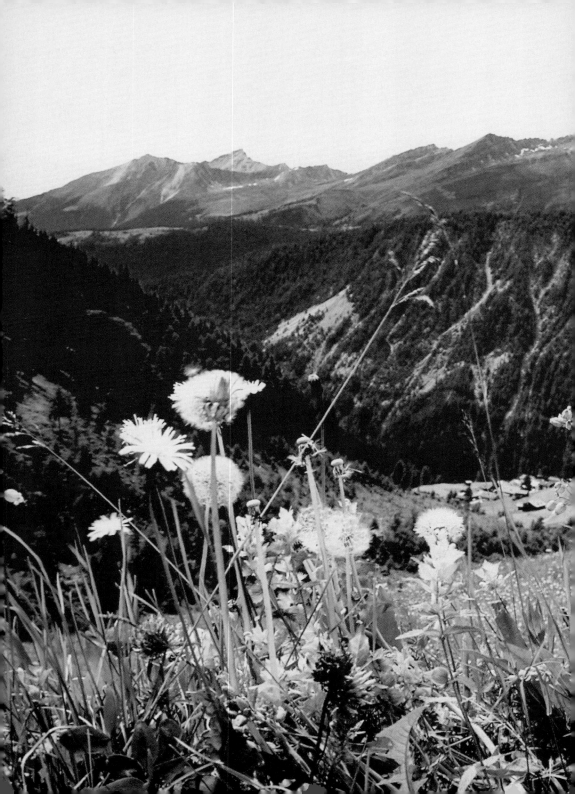

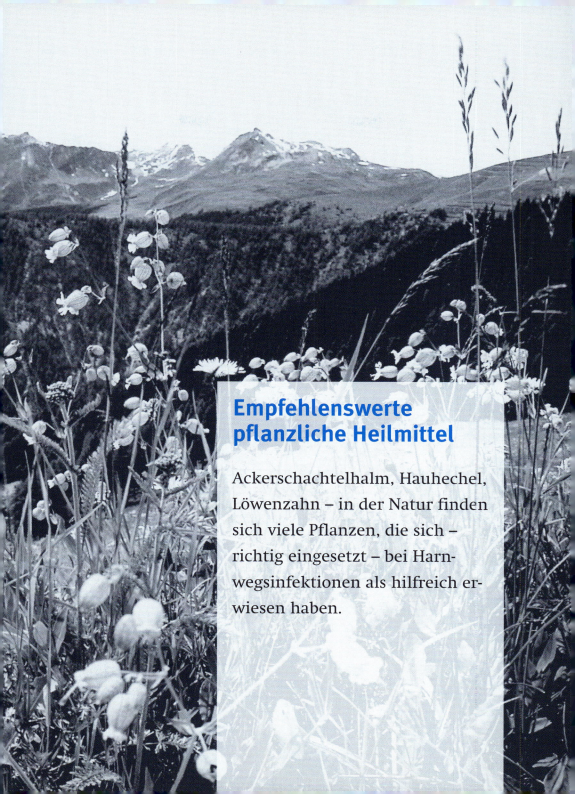

## Empfehlenswerte pflanzliche Heilmittel

Ackerschachtelhalm, Hauhechel, Löwenzahn – in der Natur finden sich viele Pflanzen, die sich – richtig eingesetzt – bei Harnwegsinfektionen als hilfreich erwiesen haben.

# Empfehlenswerte pflanzliche Heilmittel

In frühen Stadien einer Harnwegsinfektion kann schon eine konsequent durchgeführte Durchspülungstherapie (siehe auch Seite 46) das Übel an der Wurzel packen. Durch die Aufnahme von bis zu 3 Litern Flüssigkeit pro Tag wird die Niere zu einer verstärkten Ausscheidung gezwungen und die Bakterien im Harntrakt werden weggespült.

Die Natur hält eine Vielzahl von Pflanzen bereit, deren Wirksamkeit schon in der Erfahrungsheilkunde bekannt war und die die Durchspülung fördern. Einige Pflanzen haben darüber hinaus eine krampflösende, keimtötende oder entzündungshemmende Wirkung, wie die nachfolgende Tabelle zeigt.

Durch moderne Analysemethoden konnten die wirksamen Inhaltsstoffe der Heilpflanzen größtenteils identifiziert werden. Industriell hergestellte Teemischungen können Sie in der Apotheke, einige auch in der Drogerie, kaufen. Diese sind in der Regel von guter, kontrollierter Qualität.

*Teeportionsbeutel sollten nicht zu lange gelagert werden, damit die wertvollen Inhaltsstoffe nicht verloren gehen.*

Tees in Filterbeuteln enthalten oft Feinschnitte. Dadurch kommi pro Portion ein höherer Anteil von Extraktstoffen zur Wirkung.

Fertigteezubereitungen (Instanttees) sind besonders praktisch für unterwegs. Allerdings werden die Ausgangsdrogen bei der Herstellung hohen thermischen Belastungen ausgesetzt, wodurch einige Inhaltsstoffe zerstört werden. Sie haben außerdem einen hohen Füllmittelanteil (bis zu 92 %) und sind meistens stark gezuckert.

## Empfehlenswerte pflanzliche Heilmittel

● **Pflanzliche Arzneimittel zur Behandlung von Harnwegsinfektionen und Nierengrieß**

| Droge | Wirkung | | | |
|---|---|---|---|---|
| | Wasser treibend | entkrampfend | keimtötend | entzündungs-hemmend |
| Bärentraubenblätter/Birnenblätter [2] | | | x | |
| Birkenblätter | x | | | |
| Brennnesselkraut | x | | | |
| Goldrutenkraut | x | x | | x |
| Hauhechelwurzel | x | | | |
| Liebstöckelwurzel | | x | | |
| Löwenzahnwurzel und -kraut | x | | | |
| Meerrettichwurzel/Brunnenkressekraut [1] | | | x | |
| Orthosiphonblätter | x | x | | |
| Petersilienwurzel und -kraut | x | | | |
| Queckenwurzelstock | | | x | |
| Samenfreie Gartenbohnenhülsen | x | | | |
| Sandelholz, weißes | | x | x | |
| Schachtelhalmkraut | x | | | |
| Spargelwurzel | x | | | |
| Wacholderbeeren | x | x | | |

[1] Brunnenkressekraut enthält ähnliche Substanzen wie der Meerrettich und kann ebenfalls eingesetzt werden
[2] Birnenblätter enthalten ähnliche Substanzen wie Bärentraubenblätter und werden in der Volksmedizin wegen des besseren Geschmacks geschätzt
(nach Wenzel, Pflanzliche Arzneimittel, Gesundheit in Wort und Bild)

## Empfehlenswerte pflanzliche Heilmittel

Die hier aufgelisteten Pflanzen wurden von der für Naturheilmittel zuständigen Instanz des Bundesgesundheitsamtes, der Kommission E, zur Behandlung entzündlicher Erkrankungen der Harnwege anerkannt.

| Pflanzliche Droge | Lat. Bezeichnung der Droge | Bespiele für Fertigarzneimittel[1] |
|---|---|---|
| Ackerschachtelhalm | *Equiseta herba* | Salus® Zinnkraut-Tropfen<br>Pulvhydrops® Dragees<br>Kombinationspräparat mit Goldrute:<br>Cystinol Dragees (Schaper & Brümmer)<br>Nephro-loges |
| Bärentraube | *Arctostaphylos uva ursi* | Arctuvan® N Dragees (Klinge)<br>Cystinol akut Dragees (Schaper & Brümmer)<br>Uvalysat® Bürger Lösung<br>Kombination mit Bruchkraut:<br>Herniol® Flüssigkeit (Steierl) |
| Birkenblätter | *Betulae folium* | Birkencaps<br>Kneipp Birkenblätter-Pflanzensaft (Kneipp)<br>Als Kombinationsbestandteil in:<br>Canephron® novo<br>Cystinol (Schaper & Brümmer)<br>Nephropur® tri (mit Orthosiphon- und Goldrutenblättern) |
| Brennnessel | *Urticae herba* | Pflanzendragees Brennnessel (Kneipp)<br>Kneipp Brennnessel-Pflanzensaft (Kneipp)<br>Kombiation mit diversen anderen Phytotherapeutika:<br>Kneipp Nieren- und Blasentee (Kneipp) |
| Goldrute und Riesengoldrute | *Vigaurae* und *V. gigantea herba* | Cystinol Kapseln (Schaper & Brümmer)<br>Nephrisol® mono Lösung (Redel)<br>Urodyn® Filmtabletten/Tropfen (Bionorica)<br>Nieral® Tabletten/Tropfen (Schuck)<br>Solidago Steiner® Tabletten (Steiner)<br>Kombinationen mit Birkenblättern und Orthosiphonblätter:<br>Canephron® novo Filmtabletten/Tropfen (Bionorica)<br>Nephropur® tri Flüssigkeit (Repha) |

## Empfehlenswerte pflanzliche Heilmittel

| Pflanzliche Droge | Lat. Bezeichnung der Droge | Beispiele für Fertigarzneimittel[1] |
|---|---|---|
| | | Kombination mit Löwenzahnkraut und -wurzeln:<br>Uro-Pasc® Tropfen (Pascoe)<br>Kombinationen mit Birkenblättern, Bärentraubenblättern und Schachtelhalmkraut:<br>Cystinol Lösung (Schaper & Brümmer) |
| Hauhechelwurzel | Ononidis radix | Als Bestandteil in Kombinationspräparaten:<br>Fugacid® Harnsäuretee (Sabona)<br>Hevert Blasen-Nieren-Tee (Hevert)<br>Hevert® Entwässerungs- Tee (Hevert) |
| Liebstöckelwurzel | Levisti radix | Als Bestandteil in Kombinationspräparaten:<br>Canephron® Canephron (Bionorica)<br>Hevert® Entwässerungs- Tee (Hevert) |
| Löwenzahnwurzel und -kraut | Taraxaci herba cum radice | Als Bestandteil in Kombinationspräparaten:<br>Multiplasan GL 17A Tabletten (Plantatrakt)<br>Pasisana Mixtur (Riemser) |
| Meerrettich | Armoracia rusticana | Kombination mit Kapuzinerkresse:<br>Angocin® Anti-Infekt N Filmtabletten (Repha) |
| Orthosiphonblätter | Orthosiphonis folium | Aquacaps Kapseln (Müller Göppingen)<br>Carito mono Kapseln (Hoyer)<br>Nephronorm Med Dragees (Mauermann)<br>Orthosiphonblätter Indischer Nierentee Fides (Fides) |
| Pestwurzelstock | Petasitidis rhizoma | Petaforce V Kapseln (Bioforce) |
| Petersilienkraut und -wurzel | Petroselini herba cum radice | Kombination mit Spargel:<br>Asparagus-P Filmtabletten (Plantina)<br>Kombination mit Sonnenblume:<br>Helianthus comp. Tabletten (Infirmmarius Rovit)<br>Als Bestandteil in: Hewesabal comp. Tropfen (Hevert) |
| Queckenwurzelstock | Graminis rhizoma | Arcorus Tropfen (Zeppenfeldt)<br>Als Bestandteil in:<br>Harntee 400 Granulat (TAD Pharma)<br>Hevert Blasentee (Hevert)<br>Renob Blasen- und Nierentee (Pfleger)<br>Urofossat Tropfen (Dreluso) |

# Empfehlenswerte pflanzliche Heilmittel

| Pflanzliche Droge | Lat. Bezeichnung der Droge | Bespiele für Fertigarzneimittel[1] |
|---|---|---|
| Sandelholz | *Santali lignum rubri* | Als Bestandteil in: Heweberberol-Tee (Hevert) |

Anerkannte pflanzliche Drogen bei entzündlichen Erkrankungen der Harnwege und Nierengries (nach Schulz, Hänsel, Rationale Phytotherapie, Ratgeber für die ärztliche Praxis)
([1] nach Weiss, Fintelmann, Lehrbuch der Phytotherapie, Hippokrates Verlag und Bachmann, Praxis Service Naturheilverfahren, Hippokrates Verlag)

## Ackerschachtelhalm – Equiseta herba

Wegen des hohen Gehaltes an Kieselsäure wurde das Kraut früher zum Putzen von Zinn verwendet. Daher die Bezeichnung Zinnkraut, Kannen- oder Scheuerkraut im Volksmund.

Schachtelhalm heißt die Pflanze wegen ihrer schaftartigen Stängelglieder. Die unfruchtbaren quirlig verzweigten Sprosse können bis zu 40 cm hoch wachsen und sind auf Äckern ein unbeliebtes Wildkraut. Die oberirdischen Pflanzenteile werden von Juni bis September gesammelt und getrocknet. Die Droge ist geruchlos, schmeckt schwach salzig und zusammenziehend.

### Inhaltsstoffe und Wirkung

Schachtelhalm enthält so viel Kieselsäure (bis zu 10%), dass man die Kristalle beim Kauen knacken hören kann. Die Kieselsäure ist für die festigende Wirkung auf Bindegewebe, Schleimhäute, Haut, Nägel und Haare verantwortlich. Für die Durchspülungstherapie wichtig ist der Gehalt an Flavonoiden und Saponinen. Sie wirken harntreibend und wasserausschwemmend.

### Zubereitung von Schachtelhalmtee

2 Teelöffel geschnittenes, getrocknetes Kraut mit 1 Tasse kochendem Wasser überbrühen und 15 Minuten ziehen lassen. Mehrmals täglich 1 Tasse trinken.

# Bärentraubenblätter – Arctostaphylos uva ursi

Die Bärentraube ist ein niedriger, rasenbildender immergrüner Strauch, der an die Preiselbeere erinnert. Er wächst vorzugsweise in Heiden und Mooren in Norddeutschland, kann aber auch in Nadelwäldern in Bayern gefunden werden. Die Blätter sind dunkelgrün, die Blüten sind klein und unscheinbar, aus ihnen wachsen jedoch auffällig rote Steinfrüchte heran. Bärentraubenblätter sind Grundlage in vielen Fertigpräparaten. Sie sind geruchslos und haben einen zusammenziehenden, bitteren Geschmack.

## Inhaltsstoffe und Wirkung

Bärentraubenblätter wirken als Harndesinfektion durch den Wirkstoff Arbutin. Dieses Glykosid wird im Körper zu einem Hydrochinon umgebaut, das antibakteriell wirkt. Für diesen Vorgang muss der normalerweise leicht saure Harn (pH 6,5–6,8) jedoch alkalisch sein (pH 7,2), sonst wird Arbuitin unverändert ausgeschieden. Der Harn kann durch verschiedene diätetische Maßnahmen basisch eingestellt werden (siehe Basentherapie Seite 67).

> **Achtung!**
> Die einfachste Methode zur Alkalisierung des Harns: Nehmen Sie zu jeder Tasse Bärentraubenblättertee eine Messerspitze voll Natron (Natriumhydrogenkarbonat) ein.

Bei gleichzeitiger Einnahme von Mitteln, die den Harn ansäuern (z. B. Heidelbeersaft) können Bärentraubenpräparate ihre Wirkung nicht entfalten. Die Wirkung tritt 3–4 Stunden nach der Einnahme ein.

Bärentraubenblätter enthalten Gerbstoffe, die einen empfindlichen Magen reizen können. Bärentraubenblättertee soll daher nicht über einen längeren Zeitraum getrunken werden.

## Zubereitung von Bärentraubenblättertee

Teemazerat: 2 Teelöffel Blätter werden mit 1 Tasse Wasser kalt angesetzt und mehrere Stunden ziehen gelassen. Das Mazerat wird dann kurz erhitzt und abgeseiht.

Teeaufguss: 2 Teelöffel Blätter werden mit kochendem Wasser übergossen und 5 Minuten ziehen gelassen.

**Empfehlenswerte pflanzliche Heilmittel**

Von beiden Teearten sollen mehrmals täglich 1 Tasse zwischen den Mahlzeiten in kleinen Schlucken getrunken werden. Zur Alkalisierung des Harns gleichzeitig Natron oder basische Mineralpräparate einnehmen.

### Nebenwirkungen

Übelkeit und Erbrechen bei magenempfindlichen Personen, besonders bei Kindern

## Birkenblätter – Betulae folium

Die Hängebirke ist ein allseits bekannter Baum unserer Breitengrade. Stämme und Äste der jungen Bäume sind von einer auffälligen Rinde bedeckt. Die jungen Blätter werden von Mai bis Juli geerntet und im Dunkeln getrocknet.

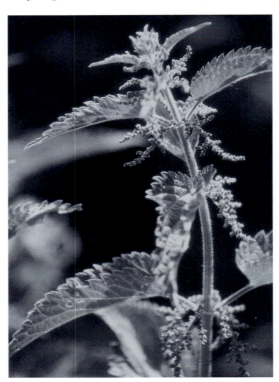

Das Brennnesselkraut besitzt harntreibende Wirkung und wird zur Durchspülungstherapie verordnet.

### Inhaltsstoffe und Wirkung

Birkenblätter enthalten Flavonoide, Saponine, Gerbstoffe und ätherische Öle. Sie haben eine experimentell bewiesene stark harntreibende Wirkung ohne dabei die Nieren zu reizen.

### Zubereitung von Birkenblättertee

2 Esslöffel zerkleinerte, getrocknete Birkenblätter mit 1 Tasse heißem Wasser übergießen und 10 Minuten ziehen lassen. Mehrere Tassen pro Tag trinken.

Die Wirkung von Birkenblättern wird durch eine ausreichende Flüssigkeitszufuhr von mindestens 2 Litern pro Tag unterstützt.

## Brennnessel – Urticae herba

So unbeliebt die Brennnessel als Wildkraut im Garten ist, so segensreich ist sie als pflanzliches Heilmittel. Sie ist inzwischen über die ganze Welt verbreitet, mit Ausnahme des südlichen Afrika und den Polargebieten. Die Heilwirkung der Brennnessel war im Altertum schon bei den Griechen bekannt. Wegen ihrer brennenden Wirkung spielte sie auch immer im Aberglauben eine Rolle.

Ihre äußere Erscheinung braucht nicht beschrieben zu werden. Jeder kennt wohl die kleine Brennnessel (*Urtica urens*), die bis 30 cm hoch wächst und die bis zu 150 cm hohe große Brennnessel (*Urtica dioica*), und nimmt sich vor ihren mit Brennhaaren besetzten Blättern in Acht. Die oberirdischen Teile der Pflanze wirken bei Harnwegsinfekten, zur Vorbeugung gegen Nierengrieß und gegen rheumatische Beschwerden. Die Brennnesselwurzel ist ein wirksames Mittel gegen gutartige Prostatatumore. Das Brennnesselkraut wird im Sommer während der Blütezeit geschnitten und getrocknet.

### Inhaltsstoffe und Wirkung

Brennnesselkraut besitzt eine harntreibende Wirkung und wird zur Durchspülungstherapie und zur Vorbeugung als Nierentee verordnet. Das Kraut und die Blätter der Brennnessel enthalten Mineralsalze, vor allem Kalzium- und Kaliumsalze, sowie Kieselsäure. In den Brennhaaren der Blätter finden sich biogene Amine wie Histamin und Serotonin. Diese Stoffe bewirken die Durchblutungssteigerung bei äußerlicher Anwendung. Die harntreibende (aquaretische) Wirkung wird auf den hohen Kaliumgehalt der Pflanze zurückgeführt. Diese Wirkung setzt eine ausreichend große Flüssigkeitszufuhr voraus.

### Zubereitung von Brennnesseltee oder Presssaft

Für die Anwendung zur Durchspülungstherapie bei entzündlichen Erkrankungen der Harnwege und zur Vorbeugung von Nierengrieß sind der Brennnesseltee und der Presssaft geeignet.

Tee: 2 Teelöffel geschnittenes Kraut werden mit 1 Tasse kochendem Wasser übergossen und 10 Minuten ziehen gelassen. Mehrmals täglich eine Tasse trinken.

Brennnesselpresssaft gibt es als Fertigprodukt von verschiedenen Herstellern in der Apotheke, Drogerie oder dem Reformhaus zu kaufen. Sie können ihn vom Frühjahr bis zum Frühherbst jedoch auch ganz einfach selbst herstellen. Sammeln Sie an ungedüngten Stellen (nicht direkt am Straßenrand) junge Brennnesselpflanzen, die bis zu 20 cm hoch sind. Die Pflanzen dürfen ruhig Blüten tragen. Im Entsafter lässt sich aus dem grob zerkleinerten Kraut ein Frischsaft herstellen. Nehmen Sie von dem Saft 3-mal täglich 1 Esslöffel zu sich.

**Die Brennnessel-Frühjahrskur**

Bei unseren Großmüttern war es gang und gäbe: die Frühjahrskur zur »Blutreinigung« mit frischen Kräutern. Versuchen Sie es doch auch einmal: Im Frühjahr werden die ersten, frischen noch nicht brennenden Brennnesselblätter fein gehackt als Salat zubereitet, evt. gemischt mit jungen Blättern von Löwenzahn, Kresse und anderen Kräutern. Man kann die jungen Brennnesseln auch als Gemüse dämpfen, es schmeckt ähnlich wie Spinat.

## Meerrettich – Armoracia rusticana

Der Meerrettich ist ein Beispiel dafür, dass nicht wenige unserer Gewürze und Küchenkräuter auch seit alters her als Heilpflanzen bekannt sind. Die Pflanze gehört zur Familie der Kreuzblütler (Cruciferen). Meerrettich bildet in sandig feuchten Böden starke, verzweigte Wurzeln. Ihre eindrucksvollen Blätter sind langgestielt, ziemlich breit, wellig gekerbt und etwas in sich gedreht. Die winzigen weißen Blüten sind in großen Blütenrispen zusammengefasst. Als Droge für den medizinischen Tee werden die Wurzeln geerntet.

### Inhaltsstoffe und Wirkung

Meerrettichwurzeln enthalten flüchtige Senföle und Senfölglykoside. Typisch ist der stechende Geruch und der beißende Geschmack. Wer kennt nicht die brennenden Augen beim Reiben von Meerrettich? Senföle werden im Dünndarm aufgenommen und über die Nieren als Merkapturonsäure wieder ausgeschieden. Die Öle haben fast eine antibiotische Wirkung und dies sowohl gegen gramnegative Bakterien, zu denen die meisten Erreger von Harnwegsinfektionen gehören, als auch gegen grampositive Bakterien und Pilze.

Senföle können zu Magenschleimhautreizungen führen. Wenn Sie zu Meerrettichpräparaten reichlich trinken, was Sie ja bei Harnwegsinfektionen ohnehin tun sollten, ist Meerrettich jedoch gut verträglich.

### Zubereitung von Meerrettichsaft

Die Meerrettichwurzel kann frisch als Presssaft zubereitet werden. Zerkleinern Sie ein Stück der geschälten Wurzel und pressen Sie einen Esslöffel davon aus. Dazu eignet sich beispielsweise eine Knoblauchpresse. Nehmen Sie den Presssaft 2- bis 3-mal täglich zu sich.

## Orthosiphonblätter – Orthosiphon spicatus

Dieser Lippenblütler wächst wild in Australien und auf den Sundainseln und spielte dort schon immer eine große Rolle als Heilpflanze. Hier kam Orthosiphon als »Indischer Nierentee« in den Handel. Seitdem wird die Pflanze, die unserer Pfefferminze im Aussehen ähnelt, auf den Sundainseln feldmäßig angebaut. Verwendet werden die Blätter.

### Inhaltsstoffe und Wirkung

Orthosiphonblätter enthalten als medizinisch wirksame Inhaltsstoffe lipophile Flavone, Sinensetin, Eupatorin, ätherisches Öl und Kaliumsalze. Die Pflanze fördert nicht nur die Ausscheidung von Flüssigkeit, sondern als Besonderheit auch von stickstoffhaltigen Substanzen und von Kochsalz. Durch diesen pharmakologischen Effekt kommt der Pflanze ihre Bedeutung bei Nierenleiden zu. Bei Niereninsuffizienz erhöht sich der Reststickstoffgehalt im Blut, Orthosiphon kann die Ausscheidung von Stickstoff erhöhen. Auch in großen Mengen getrunken bleibt Orthosiphon frei von Nebenwirkungen auf die Nieren oder den Magen-Darm-Trakt.

Orthosiphon wird auch für die Behandlung chronischer, symptomarmer Harnwegsinfekte empfohlen.

### Zubereitung von »Indischem Nierentee«

2 Esslöffel Orthosiphonblätter mit 1 Liter Wasser aufbrühen, 30 Minuten ziehen lassen. Von dem Tee 1–3 Tassen täglich trinken.

## Goldrute – Solidagus virgaurea

Die echte Goldrute wächst auf trockenen Hügeln, in Kieferwäldern und auf Heiden. Ihre schönen goldgelben Blüten entfalten sich vom Spätsommer bis Herbst. Zwei weitere Goldrutenarten wurden ursprünglich als Zierpflanze aus Nordamerika eingeführt und sind hier verwildert. *Solidago canadensis* und *S. gigantea* wachsen in großen Mengen an Bahndämmen, Flussufern und Schuttplätzen. Bei ihnen sind die Blüten kleiner und stehen in großer Zahl an den Stängelenden in dichten Rispen beieinander. Dadurch leuchten die großen Bestände schon von weitem auffallend gelb.

### Inhaltsstoffe und Wirkung

Als Droge wird Goldrutenkraut verwendet. Echtes Goldrutenkraut besteht aus den während der Blüte gesammelten und schonend getrockneten oberirdischen Teilen von Solidago virgaurea. Mit der Bezeichnung Goldrutenkraut werden die oberirdischen Pflanzenteile der beiden anderen Goldruten-Spezies, die die gleiche Wirkung aufweisen, bezeichnet. Die ausschwemmende, entzündungshemmende und krampflösende Wirkung der Goldrute wird den enthaltenen Flavonoiden, Saponinen und Phenylglykosiden zugeschrieben.

### Zubereitung von Goldrutentee

2 Teelöffel des fein geschnittenen getrockneten Krautes wird mit 1 Tasse kochendem Wasser überbrüht. Man kann das Kraut auch mit kaltem Wasser aufsetzen und aufkochen. Mehrmals täglich 1 Tasse trinken.

## Hauhechel – Ononis spinosa

Die Hauhechel wird wegen ihrer dornigen Zweige im Volksmund Heudorn, Hohachel oder Hechelkraut genannt. Sie gehört zu den Schmetterlingsblütengewächsen und siedelt sich fast in ganz Europa gern auf Kalkböden und mageren Wiesen an. Da das Vieh den dornigen Strauch meidet, breitet sie sich besonders auf Weiden leicht aus und ist schon an den rosa blühenden Büscheln von weitem zu erkennen. Die Pflanze hat eine kräftige, etwa 50 cm lange Pfahlwurzel, die von August bis September ausgegraben und getrocknet wird.

### Inhaltsstoffe und Wirkung

Die getrocknete, zerriebene Wurzel riecht unangenehm schwach süßlich und besitzt einen herben, etwas süßlichen und reizenden Geschmack. Die bekannten wirksamen Inhaltsstoffe sind ätherische Öle und verschiedene Flavonoide. Hauhechel besitzt eine harntreibende Wirkung, die außer auf die genannten noch auf andere Inhaltsstoffe zurückgeführt wird.

Wegen des unangenehmen Geschmacks und der begrenzten harntreibenden Wirkung wird die Hauhechel meistens in Kombinationspräparaten verwendet.

### Zubereitung von Hauhecheltee

1 Teelöffel Hauhechelpulver (*Ononidis radix*) wird mit einer Tasse kochendem Wasser überbrüht und 5–10 Minuten ziehen gelassen. Zur Verbesserung des Geschmacks können Sie den Tee mit anderen Kräutern, beispielsweise Pfefferminze, mischen und mit Honig oder Zucker süßen.

## Liebstöckelwurzel – Levisticum officinale

Liebstöckel gehört zu den Küchenkräutern, die uns außer ihrer Würzkraft auch eine seit dem Mittelalter bekannte Heilkraft schenken. Das Liebstöckel ist eine ausdauernde Staude mit dickem, verzweigtem, geringeltem Wurzelstock. Im Frühjahr treibt der hohle 1–2 m hohe Stängel mit den zwei- bis dreifach fiedrig geteilten Blättern mit dem typischen würzigen Maggigeruch aus. Am Ende des Stieles bilden sich im Sommer gelbe Blütendolden. Im Herbst werden zwei- bis dreijährige Wurzeln ausgegraben und getrocknet. Die getrocknete Wurzel riecht durchdringend gewürzhaft und schmeckt süßlich, würzig.

**Empfehlenswerte pflanzliche Heilmittel**

**Achtung!**

Bei Nierenerkrankungen darf Liebstöckel nicht verwendet werden, da er die Nieren reizen kann.

### Inhaltsstoffe und Wirkung

Zur Behandlung von Harnwegsinfekten wird die Liebstöckelwurzel (*Radix levistici*) verwendet. Sie enthält ätherische Öle, Harz, Gummi, Säuren und Cumarin. Die Droge besitzt eine stark harntreibende Wirkung.

### Zubereitung

1 bis 2 Teelöffel voll (2–4 g) Liebstöckelwurzel werden mit siedendem Wasser (ca. 150 ml) aufgebrüht und nach etwa 10 bis 15 Minuten durch ein Teesieb gegossen.

Soweit nicht anders verordnet, wird mehrmals täglich 1 Tasse frisch zubereiteter Teeaufguss zwischen den Mahlzeiten getrunken.

Das aromatische Kraut eignet sich hervorragend als Gewürz für viele Gerichte.

## Löwenzahnwurzel und -kraut – Taraxacum officinale

Jeder kennt die gelben Blüten des Löwenzahns, der seinen Namen nach den gezahnten Blättern erhalten hat. Die Früchtchen haben eine weiße strahlenförmig ausgebreitete Haarkrone, mit der sie vom Wind weit verbreitet werden. Nach dieser flaumigen Haarkrone wird die Pflanze auch Pusteblume genannt. Die Pfahlwurzel und die hohlen Stängel enthalten einen weißen Milchsaft. Die Pflanze ist über den größten Teil der nördlichen Halbkugel verbreitet. In der Sammelzeit von April bis Mai wird die gesamte Pflanze vor der Blüte gestochen, gereinigt und getrocknet. Die Droge hat einen leicht bitteren Geschmack.

Die Bitterstoffe im Löwenzahn regen den Appetit und die Gallentätigkeit an und erhöhen die Harnausscheidung.

### Inhaltsstoffe und Wirkung

Die ganze Pflanze (*Taraxaci radix cum herba*) enthält Bitterstoffe, z. B. Lactucopikrin (Taraxacin), Triterpenoide, Phytosterine u. a. Sie regt den Appetit und die Gallentätigkeit an und erhöht die Ausscheidung von Harn. Zur Bindegewebsentschlackung bei Rheuma wirkt der Löwenzahn wie die Brennnessel.

### Zubereitung von Löwenzahntee

1 Esslöffel geschnittenen, getrockneten Löwenzahn mit einer Tasse kaltem Wasser ansetzen, aufkochen, 10 Minuten abgedeckt ziehen lassen und abseihen. Mehrmals täglich eine Tasse trinken.

Von der Löwenzahntinktur nimmt man täglich 10–15 Tropfen zu sich.

### Frühjahrskur

Der Löwenzahn ist ein sehr gesundes und schmackhaftes Frühjahrsgemüse. Ernten Sie die jungen, nicht blühenden Löwenzahnpflänzchen von schadstoffarmen Standorten (nicht von gedüngten Wiesen oder vom Straßenrand) und bereiten Sie sie als Salat zu. Experimentieren Sie doch einmal mit Kombinationen von Löwenzahn, jungen Brennnesselblättern und anderen Frühjahrskräutern (z. B. Gänseblümchen).

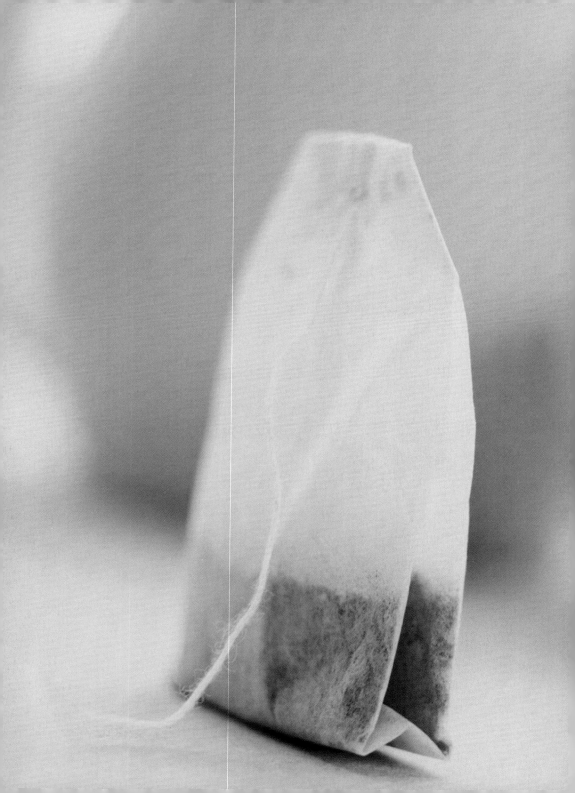

## So vermeiden Sie Blasenentzündungen

Wer weiß, auf was er achten muss, der kann sich gegen Blasenentzündungen gut wappnen.

# So vermeiden Sie Blasenentzündungen

Neben den Ratschlägen viel zu trinken, sich weder Zugluft, Kälte noch Nässe auszusetzen und auf warme Kleidung zu achten, gilt es, um Blasenentzündungen zu vermeiden, auch auf die Hygiene zu achten – ob auf der Toilette, in Schwimmbädern oder auch besonders im Sexualleben.

## Hygiene als Krankheitsprophylaxe

Die häufigsten Erreger für Blasenentzündungen sind *Escherichia coli* (kurz *E. coli*). Kolibakterien kommen natürlicherweise massenhaft im Darm vor. Nach dem Stuhlgang wird der Dammbereich leicht mit Darmbakterien verunreinigt. Diese vollkommen natürliche »Verunreinigung« stellt normalerweise überhaupt kein Problem dar. Frauen allerdings, die unter wiederkehrenden Harnwegsinfektionen leiden sollten ein »Mehr« an Hygiene betreiben.

*Vermeiden Sie Schmierinfektionen: Den Po immer von vorn nach hinten abwischen, nie umgekehrt!*

Auch durch sorgfältiges Abwischen mit Toilettenpapier können die Keime nicht vollständig entfernt werden. In der Unterwäsche, insbesondere wenn sie aus Synthetikmaterial besteht, können sich die Bakterien ausbreiten und vermehren. Darmbakterien, denen es gelingt in die Harnröhre vorzudringen, finden dort ein für sie sehr angenehmes Klima. Der pH-Wert ist leicht sauer, es ist schön warm und Nahrung findet sich reichlich in den eiweißhaltigen Abfallprodukten im Urin.

Wegen der Darmbakterien ist es daher zumindest für empfindliche Frauen am gesündesten, sich nach jedem Stuhlgang mit

> ### ■ Tipps und Tricks zur richtigen Hygiene
>
> Erstaunlicherweise gibt es noch immer Frauen, die es falsch machen (und die auch ihre falsche Technik an ihre Töchter weitergeben): Wischen Sie sich niemals den Po von hinten nach vorn ab. So verschmieren Sie unweigerlich Darmbakterien in die Harnröhre und Scheide. Richtig ist: Po stets von vorn nach hinten wischen.
>
> Auch unter Zeitdruck und unterwegs: Nach jedem Stuhlgang den Po waschen. Finden Sie für sich heraus, welche Methode Ihnen liegt.

fließendem Wasser zu waschen. Wenn kein Bidet vorhanden ist, tut es notfalls auch ein sauberer Waschlappen.

## Richtige Toilettenhygiene

Auch wenn Sie es als gesunde Frau total übertrieben finden, Frauen, die häufig unter Harnwegsinfektionen leiden (und sie leiden wirklich), können manchmal allein durch die Umstellung ihrer Körper- und Sexualhygiene Rückfälle vermeiden. Am Anfang mag man es sehr umständlich finden sich nach jedem Toilettengang zu waschen, doch der Erfolg stellt sich bald ein und rechtfertigt die Mühe.

> **Wichtig**
> Benutzen Sie jedes mal einen frischen, sauberen Waschlappen, praktisch sind für diesen Zweck Einmalwaschlappen.

Sich zu Hause nach jedem Stuhlgang zu waschen, stellt kein Problem dar. Man sollte nur einige grundsätzliche Regeln dabei beachten. Schwieriger wird es schon unterwegs oder am Arbeitsplatz.

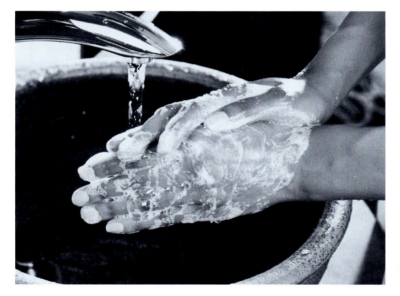

Beim Toilettenbesuch ist Hygiene unverzichtbar.

In unserem Nachbarland Frankreich eine Selbstverständlichkeit, bei uns noch eher die Ausnahme, ein Bidet. Wer eins besitzt, kann seinen Intimbereich schnell und bequem waschen. Am besten sind solche mit einer verstellbaren Wasserdüse in

## So vermeiden Sie Blasenentzündungen

der Mitte. Waschen Sie sich immer mit fließendem Wasser. Durch Sitzbäder kann gerade das passieren, was man vermeiden möchte und Bakterien dringen in die Harnröhre ein.

Wenn Sie kein Bidet haben, können Sie sich mit dem Flaschentrick behelfen: Bereiten Sie sich bevor Sie zur Toilette gehen eine Flasche oder einen Krug mit Tülle mit lauwarmem Wasser vor. Nach dem Stuhlgang wischen Sie sich den Po mit Toilettenpapier sauber. Danach lehnen Sie sich mit gespreizten Beinen zurück und lassen das Wasser aus der Flasche über die Scheide zum After laufen. Die meisten Darmbakterien werden so weggespült. Anschließend trocknen Sie sich mit Toilettenpapier oder einem Handtuch, das nur für diesen Zweck benutzt wird.

In tropischen Ländern, in denen das Leitungswasser nur abgekocht getrunken werden darf, sollten Sie auch für Ihre Intimhygiene vorsichtshalber nur abgekochtes oder in Flaschen gekauftes Wasser verwenden.

Sehr praktisch für die Reinigung unterwegs sind feuchte Toilettentücher, die auch in kleinen, nachfüllbaren Reiseboxen angeboten werden. Der Nachteil dieser Feuchttücher ist allerdings die Zusammensetzung der Flüssigkeit, mit denen sie getränkt sind. Sie enthalten Tenside (Seifenstoffe), die den natürlichen Säuremantel des Intimbereiches angreifen und außerdem meistens Duftstoffe, die ebenfalls zu Reizungen führen können.

Scheidenausfluss entsteht nicht selten nur durch übertriebenen Gebrauch von Seife und parfümhaltigen Waschlotionen im Intimbereich, wodurch die »gute« Bakterienbesiedlung zerstört wird. Also Vorsicht mit zu gut duftenden Feuchttüchern. Greifen Sie zu Produkten für empfindliche, sensitive Haut. Feuchte Toilettentücher werden selbstverständlich erst benutzt, nachdem Sie sich den After von vorn nach hinten gründlich trocken abgewischt haben.

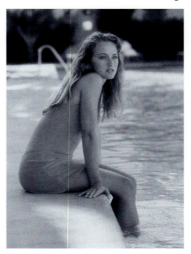

Zu langes Schwimmen in chloriertem Wasser reizt das empfindliche Scheidenmilieu.

Die einfachste Möglichkeit der Reinigung auf öffentlichen Toiletten: Feuchten Sie sich zwei Papiertaschentücher (notfalls zwei Stück zusammengefaltetes Toilettenpapier) an und nehmen Sie diese mit auf die Toilette. Nach der trockenen Reinigung können Sie sich dann den Po erst mit einem, danach für etwas mehr Gründlichkeit noch mit dem zweiten feuchten Taschentuch abwischen. Anschließend mit trockenem Papier trocknen.

### Gefahrenzone Schwimmbad

Öffentliche Schwimmbäder wären die reinsten Brutstätten für Krankheitserreger, wenn das Wasser nicht durch Chlor keimarm gemacht würde. Chlor ist ein aggressives Gas, das Bakterien abtötet. Leider tötet die Chemikalie nicht nur Krankheitserreger ab, sondern auch die natürlichen Schutzbakterien. Auch das Scheidenmilieu wird durch häufiges oder lang andauerndes Schwimmen in Chlorwasser empfindlich gereizt. Im Meerwasser reizen Verunreinigungen und der Salzgehalt.

Darauf müssen Sie achten: Immer nach dem Schwimmen mit (Süß)wasser duschen! Achten Sie darauf, dass Sie vor allen Dingen den Intimbereich gründlich abspülen.

## Vollbäder

Viele Frauen lieben es, sich während langer Vollbäder mit duftenden Badezusätzen im warmen Wasser zu entspannen. Wenn Sie zu diesen Frauen gehören, genießen Sie es ruhig weiterhin, wenn Sie jedoch feststellen, dass ihre Blase nach einem Vollbad gereizt reagiert und Sie häufig urinieren müssen, verzichten Sie darauf oder reduzieren Sie Ihre Badefreuden zumindest erheblich.

*Seifenhaltige und parfümierte Badezusätze trocknen die empfindliche Scheidenflora aus.*

Sowohl extreme Hitze als auch Kälte reizt die Blasennerven. So kann es kommen, dass Sie wohlig durchwärmt aus der Wanne steigen und trotzdem die gleichen Symptome aufweisen, als hätten Sie sich unterkühlt.

# So vermeiden Sie Blasenentzündungen

## Erfülltes Sexualleben – Genuss ohne Reue

**Ausscheidungs- und äußere Sexualorgane liegen eng beieinander. Der Zusammenhang zwischen Sex und Cystitis ist unbestritten und nahe liegend, wird von manchen Patientinnen und Ärzten jedoch noch immer zögernd und widerstrebend angesprochen.**

Guter Sex trägt zum allgemeinen Wohlbefinden bei. Genießen Sie ihn, wie Sie möchten. Doch neben Fragen der Empfängnisverhütung und der Vermeidung von sexuell übertragbaren Krankheiten, sind auch hierbei einige Grundregeln der Hygiene zu beachten, um Genuss ohne Reue zu erleben.

Wie bereits zuvor (siehe Seite 86) beschrieben, ist der Intimbereich von einer Vielzahl von Darmbakterien besiedelt. Das ist vollkommen normal, der menschliche Körper ist nicht steril, nichts daran ist krankhaft. Probleme entstehen erst, wenn Bakterienarten sich dort vermehren, wo sie nicht hingehören.

**Bakterien werden auch durch »ganz normalen Sex« übertragen**

In der Harnröhre tummeln sich natürlicherweise immer eine geringe Anzahl von Bakterien. Gelangen nun zusätzlich Bakterien aus dem Darm in sie hinein und vermehren sich massenhaft, bereiten sie erhebliche Schwierigkeiten. Neben allen, schon zuvor beim Thema Hygiene beschriebenen Möglichkeiten (siehe Seite 87), können unerwünschte Bakterien auch während des Sexualverkehrs in die Harnröhre übertragen werden.

### Hygiene vor dem Sex

Leider erleben viele Frauen, dass sie am Morgen nach einer Liebesnacht eine Blasenreizung haben, die sich ohne Behandlung zu einer Entzündung auswächst. Mit entsprechenden Hygienevorkehrungen vor dem Sex können Frauen vorbeugen.

**Hygiene vor dem Sex spielt nicht nur eine ästhetische und kosmetische Rolle, es ist auch gesünder. Vielleicht mögen Sie gemeinsames Baden oder Duschen ja zu einem Teil Ihres Vorspiels gestalten?**

Die Harnröhre der Frau mündet zwischen den kleinen Schamlippen. Während des Sexualverkehrs werden Bakterien aus der Scheide regelrecht in sie hineinmassiert und wandern dann den nur wenige Zentimeter langen Weg zur Harnblase hoch. Die einzige Möglichkeit dies zu verhindern: Waschen Sie sich, wie schon im Abschnitt Hygiene beschrieben (siehe Seite 87) nach jedem Stuhlgang – und bei aller Spontanität, auch vor dem Sex.

Auch der Penis des Mannes ist im ungewaschenen Zustand von Bakterien übersät. Besonders unter der Vorhaut des unbeschnittenen Mannes tummeln sie sich. Dem Mann selbst schaden die Bakterien normalerweise nicht, seine Partnerin kann jedoch, wenn sie empfindliche Harnwege hat, am Morgen »danach« die Quittung bekommen. Außerdem können die »fremden« Keime auch in der Vagina Entzündungen verursachen. Bakterien aus dem Smegma, das ist das Hautsekret, das sich unter der Vorhaut ansammelt, werden sogar als Mitverursacher für Muttermundkrebs diskutiert.

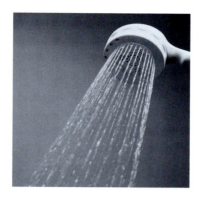

Trotz aller Spontanität: Vor dem Sex sollte Hygiene sein!

## Leben Sie Ihre Vorlieben aus

Ein fantasievolles, abwechslungsreiches Sexualleben, wer wünscht sich das nicht. Glücklicherweise sind die Zeiten, da festgelegte Moralvorstellungen uns bis ins Schlafzimmer verfolgten vorbei und wir können uns ganz unseren persönlichen Sexualvorlieben hingeben, und denen unseres Partners.

Die einzigen Voraussetzungen, die der Sex erfüllen soll: Es soll beiden Partnern Spaß machen und sie befriedigen und er sollte keine gesundheitlichen Risiken bergen.

So selbstverständlich, wie Ihnen ein effektiver Empfängnisschutz sein sollte, genauso sollten Ihnen Vorsichtsmaßnahmen vor Infektionen in Fleisch und Blut übergehen. Dazu gehören die zuvor erwähnten Hygienemaßnahmen, aber auch bestimmte Regeln bei unterschiedlichen Sexualpraktiken.

### Das Vorspiel

Ein stimulierendes Vorspiel soll auf den eigentlichen Geschlechtsakt vorbereiten, die Erregung steigern und die Scheide der Frau feucht und aufnahmebereit machen. Frauen, die nicht leicht feucht werden, etwa durch hormonelle Veränderungen nach einer Geburt oder in den Wechseljahren, können eine Gleitcreme benützen.

Gleitcreme gibt es in Apotheken und Drogerien

# So vermeiden Sie Blasenentzündungen

Verwenden Sie auf keinen Fall parfümierte Cremes oder Öle. Diese könnten brennen und Schleimhautreizungen verursachen. Auch wenn Sie und Ihr Partner Kondome verwenden, dürfen Sie nichts anderes als Gleitcreme benützen. Andere Cremes greifen das Kondomgummi an und können es in kürzester Zeit zerlöchern und unwirksam machen.

*Alle Arten von »Sextoys« wie z. B. Vibratoren, sollten nach dem Liebesspiel gereinigt und ab und zu desinfiziert werden.*

Wenn Ihr Partner Sie anal (am oder im After) stimuliert, darf er mit dem dazu benutzten Finger keinesfalls danach ihre Klitoris oder Harnröhre streicheln oder ihn in Ihre Scheide einführen. Eine solch direkte Übertragung von Darmbakterien kann auch das gesündeste Immunsystem nur schwer abwehren. Entzündung und Ausfluss könnten die Folge sein.

## Vaginalverkehr

Die wahrscheinlich am häufigsten praktizierte Sexvariante: Der Penis des Mannes dringt in die Vagina der Frau ein. In welcher Stellung dies geschieht, bleibt ganz Ihnen überlassen. Aus präventiver Sicht für Blasenpatientinnen ist nur zu beachten, dass es zu keinen Verletzungen am äußeren oder inneren Genital kommt. Auch in kleinen Rissen oder Schürfwunden siedeln sich vermehrt Bakterien an und können auf die Harnwege übertragen werden.

*Kolibakterien aus dem Darm werden beim Analverkehr verschleppt.*

## Analverkehr

Diese Sexvariante birgt einige Risiken für Blasenpatientinnen. Auch wenn der Darm vor dem Geschlechtsverkehr entleert wurde, kommt der Penis im After mit Millionen von Bakterien in Berührung. Dringt Ihr Partner danach wieder in ihre Scheide ein, wird er unweigerlich potenzielle Krankheitserreger, z. B. Kolibakterien verschleppen.

**Wichtig**

*Benutzen Sie bei dieser Sexvariante reichlich Gleitgel. Risse in der Analschleimhaut oder kleine Schürfwunden können sich übel entzünden.*

Die Lösung: Beim Stellungswechsel vom Anal- zu Vaginalverkehr muss der Partner sich unbedingt den Penis und Sie sich den Analbereich waschen. Lassen Sie sich Ihr ganz eigenes Ritual einfallen, damit die Reinigungsprozedur nicht zum Stimmungskiller wird, aber bestehen Sie entschieden darauf.

Noch besser: Üben Sie Analverkehr nur noch mit Kondom aus. Nach dem Zurückziehen des Gliedes muss das Kondom sofort entfernt werden. Danach Hände und Po waschen.

## Oralverkehr

Eine Reihe von Infektionen kann durch den Kontakt Mund-Genital übertragen werden. Das Herpes-Virus gehört dazu, ebenso einige Infektionen mit Bakterien und Pilzen. Die Übertragung erfolgt in erster Linie vom Genital auf den Mund, es gibt jedoch auch Hinweise darauf, dass sich die Zusammensetzung des Scheidenmilieus ändert, sobald Speichel dazukommt. Dies könnte die Vermehrung von Viren begünstigen.

## Lust ohne »Nachspiel«

Wenn Sie noch nie eine Blasenentzündung hatten oder jedenfalls nie einen Zusammenhang zwischen Blasenbeschwerden und Sex davor bemerkt haben, dann kuscheln Sie sich nach dem Sex ruhig an und genießen Sie die Entspannung.

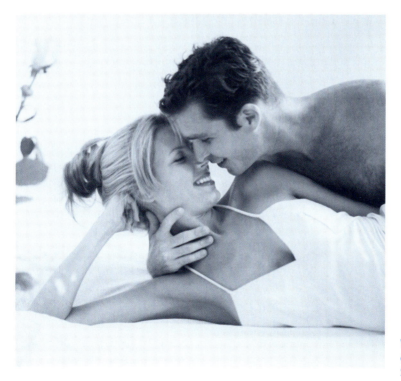

Wer denkt da schon an eine Blasenentzündung? Sollte man aber!

# So vermeiden Sie Blasenentzündungen

Sollten Sie jedoch zu den Frauen gehören, die am Morgen nach einem ausgiebigen Liebesspiel mit brennenden Harnwegen aufwachen, dürfen Sie unabhängig davon, ob Sie einen Orgasmus hatten oder nicht, nicht zu lange relaxen. Auch wenn es schwer fällt und es schon spät geworden ist, bequemen Sie sich noch mal aus dem Bett für einen Gang ins Badezimmer und spulen Sie das Vorsorgeprogramm gegen Harnwegsentzündung nach dem Geschlechtsverkehr ab.

## Verhütungsmittel

Sie werden sich vielleicht fragen: »was hat meine Verhütung mit meinen Blasenproblemen zu tun?« Möglicherweise sehr viel, denn durch einige Verhütungsmittel wird die Beschaffenheit der Scheidenhaut verändert und Infektionen werden dadurch begünstigt. Wenn sich beispielsweise der pH-Wert, der Säuregehalt, der Scheide verändert, dann können dort andere

### ■ Vorsorgeprogramm gegen Blasenentzündung nach dem Sex

Auch wenn Sie es noch so lästig finden und es schon spät in der Nacht ist: Raffen Sie sich auf und absolvieren sie dieses Vorsorgeprogramm.

**Das Wichtigste:** Nach dem Verkehr Urin lassen, um die Bakterien aus der Harnröhre zu spülen. Wenn es nicht auf Anhieb klappt, weil Ihre Blase nicht gefüllt oder Ihre Blasenmuskulatur zu entspannt ist, lassen Sie sich Zeit. Oft hilft der alte Trick mit dem laufenden Wasserhahn. Wer regelmäßig nach dem Sex nicht urinieren kann, sollte es sich zur Gewohnheit machen, vorher ein Glas Wasser zu trinken.

**Scheide und Po** wie auf Seite 94 beschrieben waschen: Zwar können bereits in die Harnröhre eingedrungene Keime durch Waschen nicht entfernt werden, aber von einem sauberen Intimbereich können weniger Bakterien nachträglich einwandern.

**Wasser trinken:** Damit Sie gleich am nächsten Morgen (oder nach einigen Stunden, wenn der Sex am Tag stattgefunden hat) wieder die Harnröhre spülen können, sollten Sie noch ein oder zwei Gläser Wasser trinken.

Bakterien gedeihen. Die »guten« Milchsäurebakterien brauchen für ihr Wachstum ein leicht saures Milieu. Verschiebt sich das Scheidenmilieu in den basischen Bereich, können sich leichter Krankheitserreger wie Kolibakterien aus dem Darm oder Pilze vermehren. Die Frau bekommt einen Scheidenausfluss, die Erreger gelangen leicht auch in die Harnröhre und finden dort ideale Wachstumsbedingungen.

Veränderungen des Scheidenmilieus werden auf unterschiedlichem Weg durch Verhütungsmittel verursacht.

### Hormone

Pille, Minipille, Hormontransplantate oder Hormonspirale – alle Verhütungsmittel, die in den Hormonhaushalt des Körpers eingreifen, können bei empfindlichen Frauen das Scheidenmilieu verändern. Frauen reagieren unterschiedlich auf die verschiedenen Hormone. Wenn also die eine Pille bei Ihnen einen Scheidenausfluss verursacht hat, dann lohnt es sich, eine Pille mit anderer Hormonzusammensetzung auszuprobieren.

Die Hormonspirale Mirena, auch Intrauterinsystem genannt, ist zurzeit – abgesehen von einer Sterilisation – das sicherste Verhütungsmittel. Sie sondert nur geringste Mengen des Hormons Gestagen ab, das nur auf die inneren Geschlechtsorgane wirkt. Der Hormonhaushalt des Körpers bleibt unbeeinflusst. Das Gestagen verhütet durch drei Mechanismen:

- der Schleim im Gebärmutterhals wird so zäh und dickflüssig, dass Spermien nicht in die Gebärmutter eindringen können
- die Sekrete in der Gebärmutter und den Eileitern verändern sich so, dass trotzdem eingedrungene Spermien nicht überleben können
- die Gebärmutterschleimhaut baut sich nur noch schwach auf. Sollte es trotz der beiden anderen Verhütungsmechanismen zu einer Befruchtung kommen, kann sich das Ei nicht einnisten.

# So vermeiden Sie Blasenentzündungen

## ■ Vorteile der Hormonspirale für Blasenpatientinnen

Der verdickte Schleimpfropf im Gebärmutterhals ist eine gute Barriere gegen aufsteigende Infektionen, denn Bakterien, die häufig »huckepack« auf den Spermien reiten, können nicht in die Gebärmutter eindringen. Entzündungen der inneren Geschlechtsorgane kommen bei Frauen, die mit dieser Methode verhüten, seltener vor als bei der Anwendung anderer Verhütungsmethoden. Da sich die Gebärmutterschleimhaut nur noch schwach aufbaut, wird nach einer Eingewöhnungsphase die Monatsblutung wesentlich schwächer. Bei vielen Frauen bleibt sie mit der Zeit sogar ganz aus. Dies ist für solche Frauen von Vorteil, die besonders während der Regel anfällig für Harnwegsinfekte sind, wenn Krankheitserreger sich in dem Menstruationsblut vermehren.

## Spirale

Kupferspiralen sind sichere Verhütungsmittel, die nicht in den Hormonhaushalt des Körpers eingreifen. Sie sondern winzige Mengen Kupferteilchen ab, die bewirken, dass sich die Sekrete in den Eileitern und der Gebärmutter so verändern, dass sich eingedrungene Spermien nicht so gut zum Ei hin bewegen können. Im Allgemeinen kommt es dadurch erst gar nicht zur Befruchtung. Falls dies doch einmal geschieht, kann sich das befruchtete Ei nicht in der ebenfalls veränderten Gebärmutterschleimhaut einnisten.

*Frauen, die unter einer akuten oder chronischen Unterleibsentzündung leiden dürfen nicht mit einer Kupferspirale verhüten.*

Das Risiko für Entzündungen, die durch die Spirale verursacht werden, wird unter Ärzten kontrovers diskutiert. Insbesondere junge Frauen, die noch nicht geboren haben, sind durch Infektionen der inneren Geschlechtsorgane gefährdet. Allerdings erkranken junge Frauen ohnehin häufiger an Scheiden-, Gebärmutter- oder Eileiterentzündungen als Frauen die schon Kinder geboren haben. Dies ganz unabhängig von der verwendeten Verhütungsmethode. Möglicherweise hängt das mit dem unterschiedlichen Lebensstil und Sexualverhalten junger unabhängiger Frauen zusammen. Mit der Anzahl der wechselnden Sexualpartner steigt auch das Risiko für infektiöse Erkrankungen.

Nach vielen Anwendungsjahren mit den modernen Spiralentypen kann man feststellen, dass das Infektionsrisiko im Vergleich zu anderen Verhütungsmethoden nur minimal erhöht ist.

Wichtig für Blasenpatientinnen: Die meisten Frauen, die mit der Spirale verhüten, bekommen eine stärkere Monatsblutung. Da Blut ein idealer Nährboden für Bakterien aller Art ist müssen blasenempfindliche Frauen bei der Monatshygiene daher besonders sorgfältig vorgehen.

## Chemische Verhütungsmittel

So modern der Begriff auch klingt, so alt ist doch das Verfahren an sich. Schon von Ägypterinnen vor 4000 Jahren ist überliefert, dass sie Vaginaleinlagen mit pflanzlichen Stoffen benutzten, um das Sperma des Mannes unschädlich zu machen. Schwämmchen, die mit Zitronensaft oder Essig getränkt werden, sind noch in vielen Ländern als einfache Verhütungsmittel gebräuchlich.

*Vaginalzäpfchen, -cremes oder -gels enthalten Spermizide, die Spermien abtöten.*

Sicherer als diese »Naturverhütungsmittel« sind die käuflichen Cremes oder Zäpfchen, deren Wirkstoff nicht nur Spermien abtötet, sondern auch eine Reihe von Erregern sexuell übertragbarer Krankheiten. Alle in Deutschland käuflichen Spermizide enthalten neben einer zähen Trägersubstanz den chemischen Wirkstoff Nonoxinol-9. Diese Substanz greift die zarte Außenhülle der Spermien an, die dadurch absterben. Eine einigermaßen hohe Verhütungssicherheit wird jedoch nur in Kombination mit Barrieremethoden (Kondom, Diaphragma, Femidom etc.) erreicht.

Gels oder Cremes sind hauptsächlich zur Kombination mit Diaphragma, Portiokappe oder Lea Contrazeptivum gedacht. Sie können jedoch auch mithilfe eines Applikators direkt in die Scheide eingebracht werden und sind sofort wirksam. Zäpfchen (auch Ovula oder Schaumovula genannt) lösen sich nach dem Einführen in die Scheide durch die Körperwärme auf. Es dauert mindestens 10 Minuten bis sie wirken.

*Frauen, die anfällig für Scheidenausfluss und Harnwegsinfektionen sind, sollten nicht mit chemischen Methoden verhüten.*

## So vermeiden Sie Blasenentzündungen

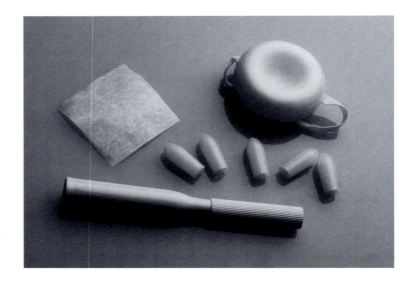

Wer zu Blasenentzündungen neigt, der sollte auf die richtige Verhütungsmethode setzen.

Neben der nicht besonders guten Verhütungssicherheit haben chemische Verhütungsmethoden noch weitere Nachteile: Viele Frauen verspüren ein Brennen und Kribbeln in der Scheide, weil der Wirkstoff die Scheidenhaut reizt. Auch der Penis des Partners kann mit Hautreizung auf chemische Verhütungsmittel reagieren, wenn nicht zusätzlich ein Kondom getragen wurde.

Die Gels, Cremes und Zäpfchen verflüssigen sich durch die Körperwärme und die Vermischung mit dem Scheidensekret und laufen aus, wenn sich die Frau aufrichtet. Geringe Mengen der Wirksubstanz können auch in die Harnröhre gelangen und dort Reizungen verursachen. Mit Ausnahme von C-Film, einer dünnen Folie, die mit dem Spermizid präpariert ist und in die Scheide eingeführt wird, riechen die Präparate auch ziemlich unangenehm.

Dass ein häufiger und dauerhafter Gebrauch von chemischen Verhütungsmitteln die Scheidenflora so verändert, dass dadurch die Entstehung von Infektionen begünstigt wird, ist durch den Wirkmechanismus dieser Substanzen durchaus anzunehmen. Für Frauen mit empfindlicher Scheidenhaut und anfälligen Harnwegen ist diese Art der Empfängnisverhütung nicht anzuraten.

Als Alternative zu Chemie wird für die kombinierte Anwendung mit dem Diaphragma, der Portiokappe oder dem Lea Contrazeptivum das so genannte Diaphragma-Gel oder Berliner Zitronensäuregel angeboten. Das zähe Gel besteht aus Weizenstärke, Glyzerin und Zitronensäure und bildet eine breiige Barriere gegen Spermien, tötet diese jedoch nicht ab. Die Verhütungssicherheit ist also geringer als bei den chemischen Cremes und Zäpfchen. Ein ähnlich zusammengesetztes Gel, das anstelle der Zitronensäure Milchsäure enthält ist Contracep Grün aus Holland. Sie können diese Gels in der Apotheke bestellen oder herstellen lassen.

Geringere Sicherheit, aber bessere Verträglichkeit: Gel mit Zitronen- oder Milchsäure.

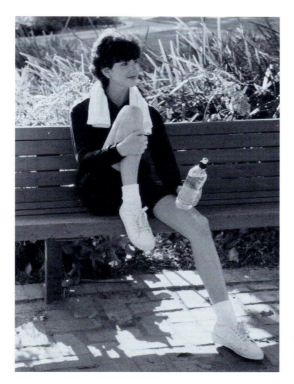

Viel Bewegung an der frischen Luft hält fit und stärkt das Immunsystem.

# So vermeiden Sie Blasenentzündungen

## Methoden der natürlichen Familienplanung

Für natürliche Verhütungsmethoden gilt: Alle Arten von Infektionen, egal ob eine einfache Erkältung oder Harnwegsinfektion, können die Verhütungssicherheit beeinträchtigen.

Wer mit natürlichen Methoden wie Temperaturmessung oder symptothermaler Methode verhütet (oder ein Baby plant), entwickelt ein besonderes Gespür für die Vorgänge in seinem Körper. Auf die Anfälligkeit für Scheiden- oder Blaseninfektionen haben diese Methoden keinen Einfluss, umgekehrt jedoch kann es deren Sicherheit beeinträchtigen, wenn eine Frau eine Harnwegsinfektion hat. Das Thermometer für die Basaltemperatur oder der Verhütungscomputer zeigt dann möglicherweise zu einem falschen Zeitpunkt eine als Eisprung interpretierte Erhöhung der Körpertemperatur an, obwohl der Grund die Infektion ist.

**Checkliste**

## Blasenentzündungen vorbeugen

Mit einigen Vorsichtsmaßnahmen können Sie selbst viel gegen häufige Blasenentzündungen tun. Die richtige Hygiene, auch die richtige Sexualhygiene, ist dabei so wichtig, dass wir diese Themen auf den Seiten 94 und 96 genauer aufgeführt haben. An dieser Stelle möchten wir Ihnen dies nur noch einmal ins Gedächtnis rufen. Auch das Thema Trinken hat eine ganz hohe Priorität. Im Selbsthilfeprogramm (siehe Seite 65) steht es an erster Stelle und auch bei der Vorbeugung ist es von großer Wichtigkeit.

Selbstverständlich sollten Sie sich stets warm und trocken anziehen, wir geben Tips für die Auswahl der richtigen Wäsche. Und schließlich möchten wir Ihr Gespür dafür wecken, dass Blasenentzündungen auch ein Werkzeug Ihres Körpers sein können, mit dem er Sie auf Überlastungen hinweisen will.

Wir wünschen Ihnen Gute Gesundheit!

### ● Meiden Sie Kälte, Nässe und Zugluft

Halten Sie besonders die Füße, Beine und den Unterleib warm. Nur wenn der Unterleib gut durchblutet und warm ist, kann das Immunsystem der Blase optimal arbeiten.

Wechseln Sie nach dem Schwimmen sofort Ihre nasse Badebekleidung. Die Verdunstungskälte entzieht dem Körper auf großer Fläche Wärme. Das selbe gilt auch für verschwitzte Sportbekleidung. Mit so genannter Funktionswäsche aus speziellen Fasern, die die Feuchtigkeit sofort vom Körper wegleitet, vermeiden Sie eine Auskühlung, besonders im empfindlichen Nierenbereich.

### ● Trinken Sie viel

Sofern Sie nicht herzkrank sind, sollten Sie mindestens 2, besser 2,5 Liter Flüssigkeit über den Tag verteilt trinken. Kaffee, schwarzer Tee und alkoholische Getränke zählen nicht, denn diese entziehen dem Körper sogar noch Flüssigkeit. Wenn Sie auf Ihren Kaffee nicht verzichten können, dann gewöhnen Sie es sich an zu jeder Tasse Kaffee oder Tee wenigstens ein Glas Wasser zu trinken.

Verschaffen Sie sich eine Übersicht über die Menge, die Sie täglich trinken sollten: Stellen Sie sich gleich morgens drei Flaschen Mineralwasser bereit, die Sie über den Tag verteilt austrinken. Von kohlensäurefreiem Wasser können die meisten Menschen mehr trinken als von Sprudelwasser.

Das motiviert zusätzlich: Machen Sie es wie die Models. Für sie ist Mineralwasser das Schönheitsmittel Nr. 1. Es polstert die Haut auf und vertreibt den Appetit.

### Checkliste

#### ● Auf richtige Hygiene achten

Die häufigste Erreger einer Harnwegsinfektion sind Darmbakterien, die aus dem Darm in die Harnröhre gelangen und sich dort vermehren.

Achten Sie stets auf die richtige Toilettenhygiene. Immer von »vorn« (der Genitalregion) nach »hinten« (der Analregion) wischen. Bei falscher Richtung werden Bakterien aus dem Darm in die Harnröhre hineingerieben und können einen Harnwegsinfekt verursachen.

Auch die richtige Hygiene vor und nach dem Sex ist wichtig. Das Minimalprogramm zur Vorbeugung: Gehen Sie in der ersten halben Stunde nach dem Sex zur Toilette und lassen Sie Wasser. Bakterien, die während des Koitus in die Harnröhre hineingelangt sind, werden so herausgespült.

#### ● Schonen Sie Ihre Schleimhäute

Haut und Schleimhäute des Genitalbereichs werden durch einen Säureschutzmantel geschützt. Parfümierte, alkalihaltige Seifen, Desinfektionslösungen oder Intimsprays und -lotionen zerstören diese natürliche Barriere gegen Bakterien. Verwenden Sie am besten alkalifreie Seifen oder nur klares Wasser. Waschlappen und Handtücher sollten stets frisch und mindestens bei 60 °C waschbar sein.

#### ● Warten Sie nicht zu lange

Wenn Sie »müssen«, dann sollten Sie nicht zu lange damit warten. Die Blasenmuskulatur verkrampft sich, wenn Sie den Harndrang zu lange zurückhalten und die Blase kann nicht vollständig entleert werden. Im Resturin können sich Bakterien vermehren.

#### ● Tragen Sie die richtige Unterwäsche

Die Empfehlung, bei empfindlicher Blase nur kochbare Baumwollwäsche zu tragen, ist eigentlich überholt. Gerade die moderne Funktionsunterwäsche besteht zwar aus synthetischen Fasern, hält aber besonders warm und trocken, da sie Feuchtigkeit vom Körper wegleitet, sodass keine Verdunstungskälte entstehen kann. Und bei den heutigen Waschmitteln ist es nicht mehr notwendig die Wäsche zu kochen, um sie richtig sauber zu bekommen. Auch bei 60 °C im Vollwaschgang werden die meisten Bakterien abgetötet.

Bei dem richtigen Höschen können Sie ruhig nach Ihrer Vorliebe gehen. Es sollte warm und bequem sein. Der Stringtanga aus Nylon sollte jedoch eher besonderen Anlässen vorbehalten bleiben.

## Checkliste

### ● Scheidenausfluss sofort behandeln

Wenn Sie bei sich einen ungewöhnlichen Scheidenausfluss bemerken, lassen Sie diesen sofort untersuchen und behandeln. Ursache häufiger Infektionen der Blase kann auch eine vaginale Pilzinfektion oder eine Veränderung des Scheidenmilieus sein.

### ● Kümmern Sie sich um Ihren Partner

Wenn Sie immer wieder unter Harnwegsinfektionen leiden, sollte sich auch Ihr Partner untersuchen lassen. Vielleicht haben sie beide Erreger, mit denen sie sich nach dem »Ping-Pong-Prinzip« immer wieder wechselseitig anstecken.

### ● Halten Sie sich fit

Stärken Sie Ihr Immunsystem. Dabei hilft alles was allgemein fit hält: Viel Bewegung an der frischen Luft, gesunde, vitamin- und vitalstoffreiche Ernährung.

Sie können das Immunsystem zusätzlich stimulieren. Es gibt Medikamente, die ähnlich wie bei einer Impfung eine Immunisierung des Körpers gegen die typischen Erreger einer Blasenentzündung bewirken können.

Allgemeine Empfehlungen möchten wir an dieser Stelle nicht geben, da es besser ist, diese Medikamente individuell auszuwählen. Homöopathische Konstitutionsmittel beispielsweise können die Infektanfälligkeit deutlich herabsetzen und die allgemeine Widerstandsfähigkeit steigern. Lassen Sie sich von Ihrem Arzt beraten.

### ● Horchen Sie in sich hinein

Meldet sich bei Ihnen eine Blasenentzündung besonders häufig in stressigen Zeiten? Offensichtlich ist dies die Art, wie Ihr Körper Ihnen mitteilt, wenn es ihm zu viel wird. Durch permanente Überlastung wird das Immunsystem des Körpers geschwächt, chronische Infektionen werden gefördert. Das Organ, das am empfindlichsten reagiert – bei Ihnen eben die Blase – fungiert dann als »Alarmglocke«: »Achtung, Du musst etwas verändern!«, soll Ihnen damit deutlich gemacht werden. Hören Sie auf diese Zeichen und sorgen Sie für Entlastung.

Entlastung praktischer Art kann darin bestehen, den Partner oder die anderen Familienangehörigen stärker in die täglichen Pflichten einzubinden oder sich professionelle Hilfe (etwa eine Haushaltshilfe) zu leisten.

Lernen Sie, regelmäßig Zeiten der Entspannung in Ihren Tagesablauf einzubauen: halten Sie wenigstens eine halbe Stunde Mittagsruhe oder erlernen Sie eine Entspannungstechnik wie Autogenes Training, Muskelrelaxation nach Jakobson oder Yoga. Wenn Sie es nicht schaffen, für sich zu Hause zu üben, dann belegen Sie doch einen Kurs in einer dieser Techniken. Ein fester Termin ist häufig leichter einzuhalten.

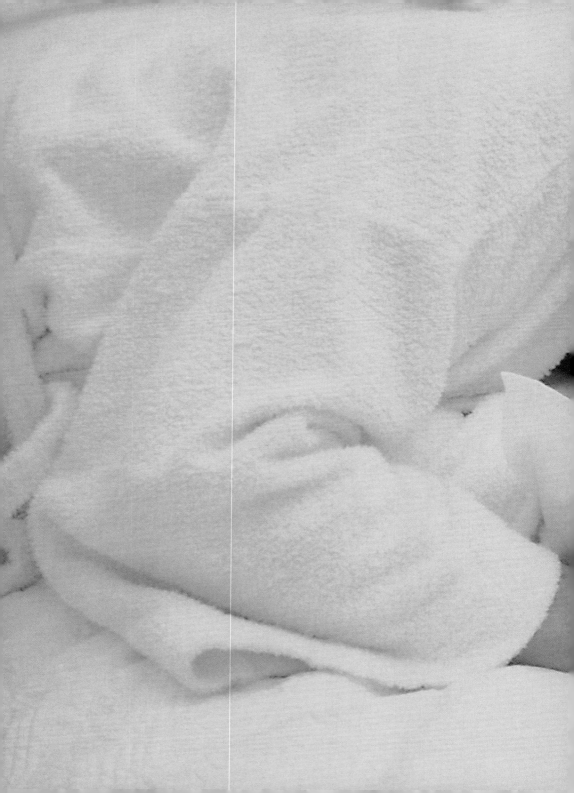

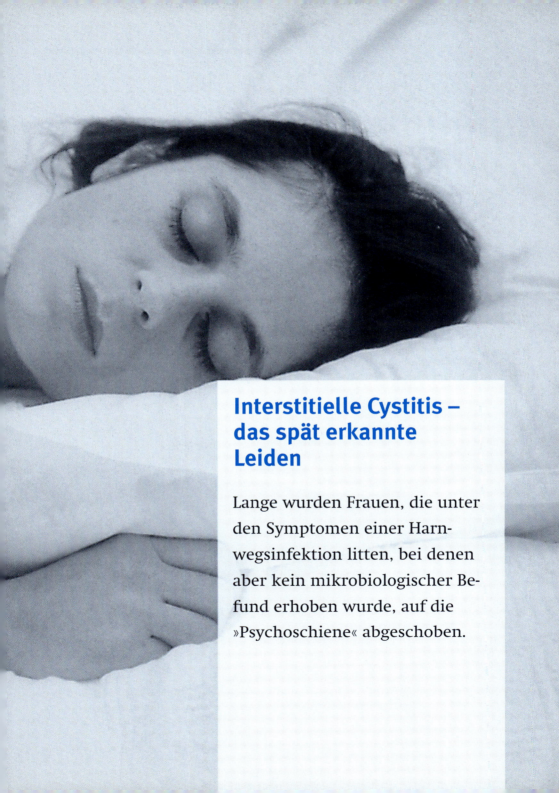

## Interstitielle Cystitis – das spät erkannte Leiden

Lange wurden Frauen, die unter den Symptomen einer Harnwegsinfektion litten, bei denen aber kein mikrobiologischer Befund erhoben wurde, auf die »Psychoschiene« abgeschoben.

# Interstitielle Cystitis – das spät erkannte Leiden

Eine Cystitis wird normalerweise durch Bakterien verursacht, in selteneren Fällen auch durch Pilze oder Einzeller. Die Erreger können mikroskopisch im Urin oder durch spezielle Nachweismethoden im Labor nachgewiesen werden. Eine Behandlung mit Antibiotika lässt die Symptome innerhalb weniger Tage abklingen, der Mensch ist bald wieder gesund.

Doch was ist mit den Tausenden, die unter ähnlichen Symptomen wie bei einer Harnwegsinfektion leiden, bei denen jedoch kein mikrobiologischer Befund erhoben wird, und die also eigentlich »nichts« haben? Noch vor wenigen Jahren wurden diese Patienten, meist Frauen, nur zu schnell auf die »Psychoschiene« abgeschoben. Und auch heute noch haben viele von ihnen eine Odyssee von Arzt zu Arzt hinter sich, bis endlich die Diagnose »interstitielle Cystitis« (IC) gestellt wird.

## Das ungeklärte Martyrium

Schätzungsweise bis zu 500 von 100 000 Frauen sind von einer Krankheit betroffen, die auch heute noch häufig erst nach langer Leidenszeit diagnostiziert wird, für deren Ursache man nur Vermutungen hat und die eigentlich nicht zu heilen, sondern deren Symptome nur zu lindern sind. Grundsätzlich können Menschen jeder Herkunft und beiderlei Geschlechts an der Krankheit mit dem komplizierten Namen interstitielle Cystitis erkranken, Frauen sind jedoch neunmal häufiger betroffen.

## Symptome der IC

**Diese Begriffe sollten Sie kennen:**
- Pollakisurie: häufige Blasenentleerung
- Nykturie: nächtliche Blasenentleerung
- Algurie: schmerzhafte Blasenentleerung

Die drei Leitsymptome der IC sind: Häufigkeit, Drang und Schmerz.

Die Häufigkeit des Miktion kann im frühen Krankheitsstadium das erste Symptom sein. Die Betroffenen müssen bis zu 60-mal innerhalb 24 Stunden zur Toilette – und das Tag und Nacht. Man muss dringend zur Toilette, obwohl man gerade erst war. Der Druck wird von Schmerzen und Pressen begleitet. Die chronischen Schmerzen breiten sich im gesamten Unterleib aus, nicht nur Harnröhre und Blase können betroffen sein, sondern auch der Vaginalbereich. Geschlechtsverkehr ist bei vielen erkrankten Frauen schmerzhaft oder nicht möglich.

Die Symptome ähneln auf den ersten Blick denen einer akuten Harnwegsinfektion. Die Diagnostik ist daher vor allem eine Ausschlussdiagnose. Erst wenn bei der Urinuntersuchung keine Keime gefunden werden, wenn eine empirische Antibiotikabehandlung keinen Erfolg bringt, wenn andere urologische Erkrankungen ausgeschlossen werden konnten, fällt der Verdacht auf IC.

## Was weiß man über die Entstehung der IC?

Die IC wird heute als chronische, nicht-eitrige Entzündung der Blasenwand angesehen. Das »National Institute of Diabetes, Digestive and Kidney Diseases« (NIDDK) definierte 1989 Ein- und Ausschlusskriterien für die Diagnose der IC (siehe nachfolgende Tabelle). Eine Gegenüberstellung der NIDDK-Kriterien mit der Diagnose erfahrener Kliniker ergab, dass nach NIDDK-Kriterien ausgewählte Patienten zwar auch zu 90 % von Spezialisten als IC gedeutet wurden, im Umkehrschluss erfüllten aber nur weniger als die Hälfte der nach Expertenmeinung an IC erkrankten Patienten auch die strengen NIDDK-Kriterien. Für die klinische Praxis dienen diese mehr als Grundlage für Forschungsarbeiten, da sie zu viele Betroffene ausschließen. Über die Entstehung der Erkrankung existieren jedoch noch keine einheitlichen Modelle.

*IC wird noch immer als urologisches Mysterium betrachtet, doch das Wissen um die Entstehung und die Krankheitsmechanismen der IC nimmt kontinuierlich zu.*

Wir stellen Ihnen im Folgenden die Entstehungsmodelle der IC dar, wie sie auf dem Internationalen IC-Symposium und 6. Meeting des ICA (Interstitial Cystitis Association) Deutschland im Frühjahr 2001 diskutiert wurden.

Bei der IC ist die Zusammensetzung der Glykosaminglykan-Schleimschicht, die das Blasenwandepithel bedeckt, verändert. Dies führt zu einer erhöhten Durchlässigkeit der Harnblasenschleimhaut und damit zu einem verminderten Schutz vor dem aggressiven Urin und vor einer Anheftung von Bakterien.

In der Blasenwand sollen bei Vorliegen einer IC sämtliche Nervenfasern vermehrt nachweisbar sein. Werden Schmerzfasern gereizt, so entsteht an den sensiblen Nervenenden eine entzündliche Reaktion, die wiederum zu einer erhöhten Durchblutung und einer Freisetzung von Histamin führt. Histamin wiederum erhöht die Wirkung von Nervenreizen.

Histamin ist eine Mediatorsubstanz, die bei allergischen Vorgängen aus so genannten Mastzellen freigesetzt wird und für die überschießenden entzündlichen Reaktionen verantwortlich ist. In der Blasenwand von IC-Patienten werden erhöhte Mastzelldichten gefunden. Die IC könnte also zu den Autoimmunerkrankungen gehören, bei denen sich das Abwehrsystem des Körpers gegen körpereigene Zellen richtet.

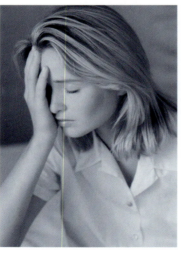

Viele Frauen plagen sich lange, bis endlich die Diagnose Interstitielle Cystitis erfolgt.

Ein Zusammenhang der Nervenfasern mit der Mastzelldichte und der Histaminzusammensetzung konnte zwar nachgewiesen werden, es bestand jedoch keine direkte Korrelation mit der Schwere der IC.

Als Auslöser der IC werden auch giftige Urinbestandteile diskutiert. Wenn die Schutzbarriere der Harnblasenwand beispielsweise durch einen bakteriellen Harnwegsinfekt geschädigt wurde, könnten toxische Stoffe aus dem Urin in den tieferen Schichten der Blasenwand eine chronische Entzündung auslösen. Bisher konnte im Urin von IC-Patienten jedoch keine Substanz nachgewiesen werden, die bei Kontrollpersonen nicht auch vorkommt.

Hormonelle Faktoren könnten ebenfalls ursächlich für die IC sein, da die Blasenschleimhaut auf Östrogengaben reagiert.

Keine der diskutierten Faktoren hat sich bisher als alleinige oder dominierende Ursache für die Entstehung einer IC erwiesen. Am ehesten greift die Definition, dass IC eine chronische, nicht-eitrige Entzündung der Blasenwand ist, bei der eine Antigen-(Auto-)antikörper-Reaktion eine Rolle spielt.

Da die Entstehung der IC noch im Unklaren liegt, ist auch eine ursachenbehebende kausale Therapie nicht in Sicht. Jegliche Therapie richtet sich darauf aus, die Symptome zu lindern, kann aber die Erkrankung an sich nicht heilen.

● **Kriterien des National Institute of Diabetes, Digestive and Kidney Diseases (NIDDK) für die Diagnose der interstitiellen Cystitis (IC).**

| Bedingungen für die IC-Diagnostik | Ausschlusskriterien für IC | |
|---|---|---|
| 1. Glomerulationen (punktförmige Schleimhautblutungen) oder so genannte Hunner'sche Ulzera bei der Blasenspiegelung (mit Dehnung): mindestens in drei der vier Quadranten der Blase mit jeweils zehn Blutungen<br><br>2. Schmerzen der Blase oder anhaltender Harndrang | 1. Blasenkapazität im Wachzustand größer als 350 ml<br>2. Kein starker Harndrang bei schneller Füllung der Blase<br>3. Phasische Blasenkontraktionen bei schneller Blasenfüllung<br>4. *Beschwerden seit weniger als neun Monaten<br>5. *Kein Harndrang in der Nacht<br>6. *Besserung der Beschwerden durch Antibiotika, Anticholinergika oder Spasmolytika<br>7. Weniger als acht Miktionen pro Tag | 8. * Bakterielle Cystitis oder Prostataentzündung innerhalb der letzten drei Monate<br>9. *Blasen- oder tiefer Harnleiterstein<br>10. Aktiver genitaler Herpes<br>11. * Krebs der Gebärmutter, der Vagina oder der Harnröhre<br>12. * Urethraldivertikel<br>13. Cystitis durch Chemikalien<br>14. Tuberkulose der Blase<br>15. Strahlencystitis<br>16. Benigne oder maligne Tumore<br>17. * Entzündung der Vagina<br>18. * Alter unter 18 Jahren |

Mit * gekennzeichnete Kriterien schließen eine IC in der Regel aus
(Urologische Nachrichten 5/2001, S. 4)

## Diagnose bei Verdacht auf IC

Bevor der Verdacht auf die Diagnose IC fällt müssen andere mögliche Erkrankungen sorgfältig ausgeschlossen werden.

Die Diagnose der IC ist im Wesentlichen eine Ausschlussdiagnose. Folgendes Untersuchungsschema wird im Allgemeinen zur Anwendung kommen:

- Anlegen einer Urinkultur zum Ausschluss einer mikrobiellen Entzündung
- Ausschluss anderer Erkrankungen mit ähnlichen Symptomen, wie Vaginalinfektionen, Blasenkrebs, Nierenerkrankungen, Tuberkulose
- Zystoskopie unter Narkose mit Dehnung der Blase und Biopsie der Blasenwand

Besonders die Zystoskopie ist ein wichtiges Werkzeug zur letztendlichen Diagnosestellung. Die Blase wird dabei unter Narkose durch Einfüllen von Kochsalzlösung gedehnt. Unter dieser Dehnung treten die für IC typischen punktförmigen Schleimhautblutungen auf, die zwar auch bei gesunden Kontrollpersonen vorkommen können, die jedoch als Kriterium für IC gelten.

Bei der Zystoskopie wird eine Gewebeprobe (Biopsie) aus der Blasenwand entnommen. Ein Pathologe kann anhand von Veränderungen in der Blasenwand (erhöhte Nervendichte, erhöhte Mastzelldichte, Schädigung der Schutzschicht) die Diagnose stützen. Dazu sollte er jedoch von dem Verdacht auf IC unterrichtet werden, damit er die entsprechenden Untersuchungen auch vornimmt.

### KCl-Test

Dieser einfach durchzuführender Test wird nach dem amerikanischen Professor Parson, auch Parson-Test genannt. Parson fand heraus, dass 78 % aller von ihm untersuchten IC-Patienten und 55 % der Patienten mit einer Harnleiterentzündung mit Schmerzen und Blasenkrämpfen reagierten, wenn ihre Blase mit einer 0,4 molaren Kaliumchlorid (KCl)-Lösung gefüllt wurde.

# So wird die interstitielle Cystitis therapiert

Eine kausale Therapie der IC existiert bislang noch nicht, da man immer noch zu wenig über die Mechanismen weiß, die zu dieser Erkrankung führen. Die Vielfalt der eingesetzten Medikamente spiegelt wider, dass IC-Patienten sehr viel Geduld aufbringen müssen, bis das Medikament gefunden wurde, das ihre Symptome am besten lindert. Die Ausprägung der IC und die individuelle Reaktion der Patientinnen ist zu unterschiedlich, als dass einheitliche Therapieempfehlungen gegeben werden könnten.

Man kann nur Mut machen: Wenn das eine Medikament nicht den gewünschten Effekt gebracht hat, verzweifeln Sie nicht und versuchen Sie ein anderes. Lassen Sie nicht locker und bestehen Sie auf einer adäquaten Schmerztherapie.

## Medikamente bei interstitieller Cystitis

Die folgende Übersicht gibt Auskunft über die verschiedenen Substanzklassen und ihren Stellenwert in der Therapie der IC.

### Antiallergika und Kortikoide

Medikamente, die bei Allergien eingesetzt werden, hemmen die Mastzellsekretion und verschiedene Neurotransmitter. Sie wirken anticholinerg (hemmen den Überträgerstoff Azetylcholin), sedierend (beruhigend) und anxiolytisch (angstlösend). Ein schmerzlindernder Effekt wird ihnen ebenfalls zugeschrieben.

Zu den häufiger angewendeten Medikamenten dieser Gruppe gehören Hydroxyzin und Tripelamin. Zu Hydroxyzin gibt es Studien, die eine Verbesserung der Symptome Pollakisurie, Nykturie, Algurie, Blasenschmerz und Schmerzen beim Geschlechtsverkehr zeigen.

Die Gabe von Kortison und Prednisolon konnte eine vorübergehende Schmerzreduktion und eine Steigerung der funktionellen Blasenkapazität bewirken.

### Antidepressiva

Zur Behandlung der IC mit Antidepressiva liegen bisher nur klinische Verlaufsstudien vor. Die schmerzlindernde Wirkung von Amitriptylin, einem der ältesten Antidepressiva, bei anderen chronischen Schmerzsyndromen wie Spannungskopfschmerzen, Neuralgien nach Herpes zoster Infektionen (Gürtelrose) und anderen neuropathischen Schmerzzuständen ist durch placebokontrollierte Studien jedoch belegt. Vergleichbare analgetische Wirkung sollen die Substanzen Desipramin und Imipramin aufweisen.

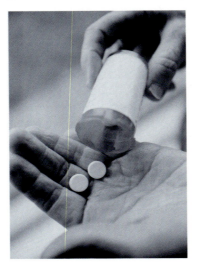

Unter Antidepressiva bessern sich bei vielen Patienten die Häufigkeit des Wasser lassens und der nächtliche Harndrang. Die Medikamente brauchen zum Teil jedoch eine gewisse Zeit, bis sie ihre Wirkung entfalten. Besonders am Anfang der Einnahme können sie müde und antriebslos machen. Diese Nebenwirkungen verschwinden jedoch meist nach einiger Zeit.

Bei der Therapie der IC werden als Medikamente die verschiedensten Substanzklassen erprobt.

### Pentosanpolysulfat

Diese Substanz (SP54) wird in Deutschland zur Durchblutungsförderung und als Antikoagulans eingesetzt. In den USA ist es unter der Bezeichnung ELMIRON auch zur Therapie der IC zugelassen.

Hier werden 3 mal 100 mg/Tag verordnet.

Pentosanpolysulfat hat eine starke Wasserbindungsfähigkeit. Es soll eine zusätzliche Schutzschicht zwischen Blasenwand und Blaseninhalt bilden und so vor aggressiven Substanzen (Bakterien, Kristalle, Proteine) schützen. Unter Pentosanpolysulfat bilden sich die Schmerzen zurück. Auch die Blasenkapazität kann sich wesentlich verbessern. Das Medikament hat zum Teil eine sehr lange Latenzzeit bis es wirkt.

### Prostaglandine

Prostaglandine wirken durchblutungsfördernd und üben einen zellschützenden Effekt auf die Blasenwand aus. In einer Studie wurde das Mittel Misoprostol eingesetzt. Die Behandlung führte zu einer Symptomverbesserung nach 3 Monaten und einem anhaltenden Effekt nach 9 Monaten. Bei einigen Patienten führten Bauchschmerzen und Durchfälle zum Therapieabbruch.

### L-Arginin

Diese Aminosäure kommt auch natürlicherweise im Körper vor. Sie erhöht den Gehalt an Stickoxid (NO) im Körper, dem eine entspannende Wirkung auf glatte Muskulatur zugeschrieben wird. Durch die Gabe von L-Arginin konnten in einer Studie die Schmerzen verringert werden, die Miktionshäufigkeit und die Blasenkapazität blieben jedoch unverändert. Als unerwünschte Nebenwirkungen traten bei einigen Patientinnen heftige Kopfschmerzen, Hitzewallungen und Nachtschweiß auf.

### Immunsuppressiva

Die mögliche Zugehörigkeit der IC zu Autoimmunerkrankungen führt zu Versuchen mit Immunsuppressiva (Azathioprin, Cyclosporin) und Chloroquinderivaten. Unter Azathioprin wurden die meisten Patienten schmerzfrei und erfuhren eine deutliche Verringerung der Miktionshäufigkeit. Unter Cyclosporin verbesserte sich darüber hinaus auch die Blasenkapazität. Chloroquin wirkte bei der Hälfte der untersuchten Patientinnen schmerzlindernd, aber nur bei wenigen verringerte sich die Miktionshäufigkeit.

### Spasmolytika

Dieses sind krampflösende Mittel, die die Blasenhyperaktivität und den Harndrang senken können. Viele von ihnen erreichen die Blase nur zu einem geringen Prozentsatz, wenn sie oral eingenommen werden. Sie können jedoch auch als Lösung per Katheter direkt in die Blase eingefüllt werden.

## Medikamente zur intravesikalen Therapie

Einige Substanzen, die bei der Therapie der IC wirkungsvoll sein können, werden durch einen Katheter direkt in die Blase eingespritzt (installiert). Man nennt dies intravesikale Therapie, die einige Vorteile hat: Die verwendeten Medikamente belasten den restlichen Körper nicht, einige Substanzen können ausschließlich auf diese Weise eine ausreichend hohe Konzentration in der Blase erreichen oder so direkt vor Ort eine mechanische Schutzwirkung ausüben.

Folgende Substanzen werden in der intravesikalen Therapie eingesetzt:

### Pentosanpolysulfat und Heparin

Eine flüssige Form von Pentosanpolysulfat (PPS-liquide) wird relativ häufig zur Installation in die Blase angewendet. Es verstärkt die Schutzschicht der Blasenschleimhaut und wirkt sich besonders günstig auf das nächtliche Wasser lassen aus.

Heparin und Hyaluronsäure haben eine ähnliche Wirkung wie Pentosanpolysulfat. Diese Medikamente sind praktisch nebenwirkungsfrei.

### Dimethylsulfoxid (DMSO)

Das Lösungsmittel ist fett- und wasserlöslich, durchdringt die Zellmembran, wirkt schmerzlindernd und entzündungshemmend und entspannt die Blasenmuskulatur. Nach Installation in die Blase führt es bei 50–70 % der Patienten zu einer Symptomverbesserung für 1–2 Monate. DMSO (Rimso-50) ist praktisch nebenwirkungsfrei.

### Bacillus Calmette Guérin

Dieses BCG abgekürzte Bakterium löst in der Blase eine entzündliche Reaktion aus. Unter BCG können sich die Miktionshäufigkeit und die Schmerzen beim Geschlechtsverkehr bessern. Als Nebenwirkung der Behandlung kann ein Brennen in der Blase auftreten.

### Chlorpactin

Chlorpactin enthält Chlorsäure, die nach der Installation die Blasenschleimhaut zum Teil verätzt. Dadurch sollen Heilungsvorgänge initiiert werden, die für die Symptomlinderung sorgen. Die Behandlung mit Chlorpactin ist sehr schmerzhaft und wird meistens unter Narkose vorgenommen. Die Erfolgsraten liegen bei 50–70 % und halten 6–12 Monate an. In den ersten

Stunden bis Tagen nach der Behandlung können die Schmerzen jedoch noch zunehmen. Die Chlorpactin-Behandlung wird heute kaum noch durchgeführt.

## Schmerztherapie bei interstitieller Cystitis

Die meisten Patienten mit IC haben Schmerzen. Einige nur leichte, andere stärkere, bei manchen sind starke bis unerträgliche Schmerzen das Hauptsymptom. Schmerzen beeinträchtigen neben den anderen Symptomen, wie Harndrang und häufiger Miktion ganz entscheidend die Lebensqualität. Wer unter chronischen Schmerzen leidet und noch dazu niemals zu einer ungestörten Nachtruhe kommt, weil ihn der Harndrang mehrmals in der Nacht aus dem Bett treibt, wer durch Schmerzen sein Sexualleben nicht mehr ausleben kann und auch in anderen sozialen Lebensbereichen stark eingeschränkt ist, der wird über kurz oder lang seine Lebensfreude einbüßen und depressive Züge entwickeln.

Akuter Schmerz dient dem Körper als Warnsignal, er hat eine Schutzfunktion. Chronischer Schmerz hat diese Funktion verloren. Durch lokale Gewebsveränderungen, wie z. B. bei einer IC, kommt es über die schmerzleitenden Nervenfasern zu einem permanenten Schmerzsignal in das Rückenmark. Wird dieses Dauerfeuerwerk von Schmerzreizen für längere Zeit nicht unterbrochen, bildet sich ein Schmerzgedächtnis aus, denn die sensiblen Nervenzellen sind genauso lernfähig wie das Großhirn. Wenn sie immer wieder Schmerzimpulsen ausgesetzt sind, verändern sie ihre Aktivität und reagieren bei neuen Reizen mit erhöhter Empfindlichkeit. Ein Teufelskreis, der möglichst frühzeitig unterbrochen werden sollte.

Menschen mit chronischen Schmerzen durchleben vielfältige psychische und soziale Veränderungen. Sie sind in ihrem Denken und Handeln auf den Schmerz eingestellt. Eine effektive Schmerztherapie ist daher zwingend notwendig. Nicht nur aus ethischen Gründen, sondern auch, um den Mechanismus der körperlichen Chronifizierung und der Ausbildung eines Schmerzgedächtnisses zu unterbrechen.

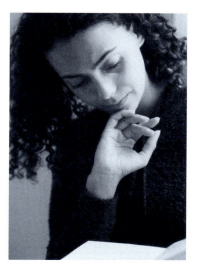

Ein Schmerztagebuch zu führen kann eine große Hilfe sein.

**Interstitielle Zystitis – das spät erkannte Leiden**

Die moderne Schmerztherapie berücksichtigt diese Mechanismen und setzt möglichst frühzeitig mit einer Schmerzbehandlung ein. Ein Schmerzgedächtnis darf erst gar nicht entstehen, weil der Körper eine einmal gelernte Schmerzwahrnehmung nur schwer wieder »verlernt«.

### Medikamentöse Schmerztherapie

Grundlagen für die medikamentöse Behandlung bei chronischen Schmerzen sind neue Erkenntnisse aus der Schmerz- und Analgetikaforschung sowie langjährige Erfahrungen mit dem Stufenschema der WHO (World Health Organisation) und Empfehlungen der einzelnen Fachgesellschaften. Trotzdem sind ein großer Teil der Menschen mit chronischen Schmerzen unterversorgt oder erhalten sogar keine Medikation.

Es geht hier nicht nur um Patienten mit Tumorschmerzen, sondern auch um die viel größere Gruppe der Patienten, die an anderen Erkrankungen leiden und die oft unnötig starke Schmerzen ertragen müssen, weil in Deutschland die Therapie mit

#### ■ Führen Sie ein Schmerztagebuch

Eine erfolgreiche Schmerztherapie muss sich an den individuellen Bedürfnissen des Patienten orientieren. Schmerzmittel und Dosis, die für den einen genau richtig ist, reichen für den anderen vielleicht längst nicht aus. Eine der wichtigsten Voraussetzungen für eine erfolgreiche Therapie ist die Darstellung und Bewertung der Schmerzen. Dabei hilft ein Schmerztagebuch, in das genau eingetragen wird, wo der Schmerz hauptsächlich empfunden wird, welche Qualität er hat und welche Intensität auf einer Skala von 0 bis 10.

Das Schmerztagebuch ist ein ständiger Therapiebegleiter und eine wichtige Hilfe für den Betroffenen und den behandelnden Arzt. Bei IC-Erkrankten kann das Schmerztagebuch noch mit dem Miktionstagebuch kombiniert werden, das zumindest am Anfang der Behandlung geführt werden sollte, um die Häufigkeit der Toilettenbesuche zu dokumentieren.

Im Internet können Sie ein Schmerztagebuch kostenlos anfordern bei: www.medizinfo.com/shop

starken Schmerzmittel, vor allem mit Opioiden von Unkenntnis und Vorurteilen geprägt ist.

**Zentral wirksame Medikamente:** Eine zentrale Blockade der Schmerzen wird durch Opioide erreicht. Opioidhaltige Medikamente setzen die Schmerzempfindung herab (analgetische Wirkung) und beseitigen Konflikt- und Angstgefühle (tranquilisierende Wirkung).

Opioide verursachen bei Schmerzpatienten keine Sucht.

Die Vorstellung, dass opioidhaltige Schmerzmittel zwangsläufig süchtig machen, gehört nach Ansicht von Schmerztherapeuten ins Reich der Fabeln, wenn sie richtig und ausreichend dosiert angewendet werden.

**Unerwünschte Nebenwirkungen von Opioidanalgetika:** Opioidschmerzmittel sind aus der modernen Schmerztherapie nicht wegzudenken. Es darf jedoch nicht verschwiegen werden, dass diese stark zentral wirkenden Medikamente auch ein weites Spektrum von unerwünschten Nebenwirkungen verursachen können, denen bei starker Ausprägung ihrerseits dann wieder mit Medikamenten begegnet werden muss, um das Allgemeinbefinden des Patienten auch wirklich zu verbessern.

Opioidmedikamente sollten regelmäßig, nach einem festen Zeitschema und nicht nach Bedarf eingenommen werden. Es gibt Retardformen, die Einnahmeintervalle von 8, 12 oder 24 Stunden ermöglichen.

Opiate reduzieren die geistige Aktivität, bei einem Teil der Patienten wirken sie stimmungsaufhellend, bei anderen wirken sie eher stimmungsdämpfend. Sie verursachen Verstopfung und vielfach Übelkeit und Erbrechen. Sie steigern den Tonus der Harnblasenmuskulatur und des Blasenschließmuskels, auf die Blutgefäße wirken sie jedoch erweiternd, was häufig zu Kreislaufproblemen (orthostatische Reaktion) führt.

**Betäubungsmittelverordnung**

Starke Opioide unterliegen der Betäubungsmittelverordnung (BtMVV). Das bedeutet, dass Ihr Arzt sie auf einem besonderen Rezept verordnen und dieses handschriftlich unterzeichnen muss.

## Nichtmedikamentöse Schmerztherapieverfahren

Nichtmedikamentöse Verfahren zur Schmerztherapie können ergänzend zu Schmerzmedikamenten eingesetzt werden und den Schmerzmittelverbrauch drastisch senken. Aus der Vielzahl der möglichen Methoden stellen wir Ihnen hier nur einige bei IC häufig angewandte vor. Jede Betroffene sollte aus dem Angebot durch Probieren die Methode herausfinden, die ihm gut tut.

## WHO-Stufenschema zur Schmerztherapie

Das WHO-Stufenschema zur Behandlung von Patienten mit Tumorschmerzen hat sich auch in der alltäglichen Schmerzpraxis bewährt. Je nach Intensität, Qualität und Ort der Schmerzen werden vier Stufen der Therapie unterschieden. Wenn Schmerzmittel der 1. Stufe nicht mehr ausreichend wirken, schreitet die Therapie zu Stufe 2 voran und so weiter bis mit Stufe 4 die Weiterentwicklung des bisherigen Behandlungsschemas erreicht ist.

| | |
|---|---|
| Stufe 1 | Nicht-opioid Analgetika bei mäßigen Schmerzen<br>ASS (z. B. Aspirin) bei entzündlichen oder knochenmetastasenbedingten Schmerzen<br>Metamizol (z. B. Novalgin) bei Eingeweideschmerzen<br>NSAR (nichtsteroidale Rheumamittel) bei muskulären oder schwellungsbedingten Schmerzen<br>Paracetamol bei schwachen Schmerzen oder wenn die anderen Mittel nicht vertragen werden |
| Stufe 2 | Schwache Opioidanalgetika und Nichtopioidanalgetika<br>Kombinationen von schwach wirksamen Opioiden (z. B. Kodein, retardiertes Tilidin/Naloxon) mit den in Stufe 1 genannten Schmerzmitteln |
| Stufe 3 | Stark wirksames Opioid und Nichtopioidanalgetika<br>Ist mit den Kombinationen aus Stufe 2 keine ausreichende Schmerzdämpfung mehr zu erreichen, werden stärkere Opioide eingesetzt (z. B. Morphin, Fentanyl, Methadon, Buprenorphin u. a.) |
| Stufe 4 | Weiterführende Behandlung mit den Kombinationen aus Stufe 3<br>Verabreichung der Opioidmedikamente als Infusion oder subkutane Injektion<br>Wirkstoffpflaster, Katheter, computergesteuerte Pumpen, die den Wirkstoff kontinuierlich zuführen u. a. |

**Transkutane elektrische Nervenstimulation (TENS):** Diese Methode zur Schmerzbekämpfung mit elektrischem Strom ist nach einer gründlichen Einweisung besonders zur Selbstbehandlung geeignet. Es gibt kleine batteriebetriebene Geräte in Taschenformat, die zu Hause und sogar unterwegs in Betrieb genommen werden können. Zwei Elektroden werden entweder über dem schmerzenden Areal oder auf besondere Hautpunkte gesetzt, die Stromstärke wird so eingestellt, dass der Patient ein leichtes Kribbeln verspürt. Eine Behandlungssitzung dauert

## Fünf Regeln für die Anwendung von Analgetika

**Regel 1: Medikament nicht unterdosieren**

Die Einzeldosis wird so festgelegt, dass das Medikament nicht unterdosiert ist und gut wirken kann, es soll aber auch nicht »vorsichtshalber« zu hoch dosiert werden um Nebenwirkungen zu vermeiden. Der Therapeut richtet sich bei der Festlegung nach dem Wirkprofil der Substanz und nach seiner eigenen Erfahrung.

**Regel 2: Keine Medikamenteneinnahme »nach Bedarf«.**

Die Medikamenteneinnahme richtet sich nach einem festen Zeitplan, der sich an der Wirkdauer des Medikamentes orientiert. Auf diese Art und Weise werden konstante Medikamentenspiegel im Blut erzielt und die Schmerzen bleiben anhaltend gelindert.

**Regel 3: Schmerzmittel in Retardform bevorzugen**

Schmerzmittel in Retardform haben eine gleichförmige und lang anhaltende Wirkung, die die Einnahme nach Zeitplan (s. Regel 2) begünstigt. Mit nicht-retardiertem Medikament können Schmerzspitzen gedämpft werden.

**Regel 4: Keine Angst vor Spritzen**

Wenn orale Medikamente nicht mehr zufrieden stellend wirken oder die Nebenwirkungen zu stark werden, sollte der Therapeut frühzeitig auf andere Applikationsformen übergehen.

**Regel 5: Keine sinnlosen Kombinationen oder Mischpräparate einsetzen.**

---

ca. 15 Minuten, der schmerzstillende Effekt ist oft sofort zu spüren.

**Akupunktur:** Mit dieser zur traditionellen chinesischen Medizin gehörende Technik der Nadelstimulation bestimmter Körperpunkte sind gute Effekte bei der Schmerzbekämpfung zu erreichen. Die Akupunktur muss von besonders dafür qualifizierten Ärzten ausgeführt werden.

**Autogenes Training:** Autogenes Training ist ein übendes Verfahren zur Selbstentspannung. Seine Ursprünge gehen auf die wissenschaftliche Erforschung der Hypnose zurück. Durch die Technik, die in Kursen erlernt werden kann, wird eine tiefe psychische und muskuläre Entspannung erreicht. Mit autogenem Training kann man lernen Sinneswahrnehmungen (z. B. Schmerzwahrnehmung) zu kontrollieren und bei Bedarf zu dämpfen.

# Interstitielle Zystitis – das spät erkannte Leiden

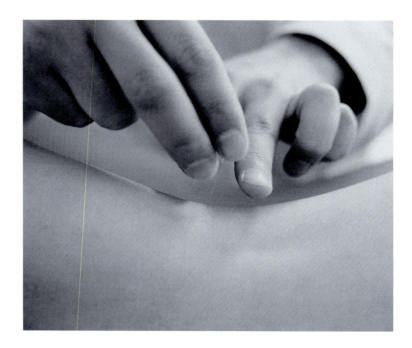

Mit Akupunktur lassen sich Erfolge bei der Schmerzbehandlung erzielen.

**Muskelrelaxation nach Jakobson:** Durch diese auch progressive Muskelentspannung genannte Technik erreicht man durch gezielte Anspannung und Entspannung einzelner Körperteile eine zunehmende (progressive) Entspannung der gesamten Körpermuskulatur und der Psyche. Das Verfahren muss in Kursen erlernt werden.

**Massagen, Fangopackungen:** Wärme und Massagen wirken sich häufig positiv auf die angespannte Muskulatur des Unterleibes aus und heben das Allgemeinbefinden.

**Beckenbodengymnastik, Wirbelsäulengymnastik:** Die Kräftigung der Beckenboden- und Rumpfmuskulatur kann zu einer Verbesserung der Blasenfunktion und Entspannung führen.

**Psychologische Einzelgespräche.** Durch psychologische Gespräche mit oder ohne den Partner kann die Schmerzbewältigung verbessert und der Umgang mit der Krankheit im Alltag erleichtert werden. Schuldgefühle, die häufig entstehen, weil

# So wird die interstitielle Cystitis therapiert

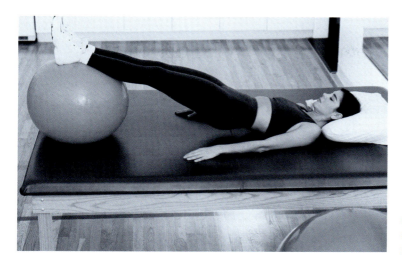

Gute Beckenmuskeln sich wichtig für die richtige Funktion der Blase.

man im Alltag oder im Beruf nicht »funktioniert« oder dem Partner gegenüber, wenn die gemeinsame Sexualität stark eingeschränkt ist, können durch Gespräche abgebaut werden.

## IC und Ernährung

Manche Ärzte und Patienten vermuten, dass die Ernährung Einfluss auf die Symptome einer IC haben kann. Einige Studien unterstützen diese Vermutung, andere widerlegen sie. Dennoch haben viele Patienten ihre eigenen Erfahrungen mit einer bestimmten Diät gemacht. Die folgenden Empfehlungen des Fördervereins Interstitielle Cystitis (ICA Deutschland) beruhen auf Erfahrungswerten. Sie können diese ausprobieren, wenn Sie möchten.

### Lebensmittel, die Sie vermeiden sollten

Alkohol, Kaffee, schwarzer Tee, Schnittkäse, geräucherte oder gepökelte Produkte, Süßigkeiten, Hefe, kohlensäurehaltige Getränke, Tomaten, Zitrusfrüchte, Essig, Fruchtsäfte, starke Gewürze

Des Weiteren saure Speisen, Ananas, Äpfel, Aprikosen, Chilis, Erdbeeren, Nektarinen, Pfirsiche, Pflaumen, Trauben, Zitronensaft

### Fette

Ungünstig: Maisöl, Distelöl, Sonnenblumenöl, Erdnussöl, Margarine, Backfett, tierisches Fett

Günstig: Olivenöl, Macadamianussöl, Fischöl, Flachssamenöl

### Immunstimulierende Protektionskost

Eine vollwertige gesunde Ernährung, die eigentlich allen Menschen zugute kommt, sollte nach den Empfehlungen der Deutschen Gesellschaft für Ernährung so zusammengesetzt sein:

- mindestens 300 g Gemüse pro Tag
- mindestens zwei verschiedene Stück Obst pro Tag
- höchstens 3-mal pro Woche Fleisch, wenig dunkles Fleisch
- wenig gesättigte Fette
- einmal pro Woche Seefisch (wegen der Jodversorgung)

Die Lebensmittel sollten möglichst frisch verzehrt werden. Fertiggerichte mit Lebensmittelzusatzstoffen sollten auf Ausnahmen beschränkt werden.

### ▪ Cranberrysaft

Durch tägliches Trinken von 1 Glas Cranberrysaft (amerikanische Preiselbeere) kann die Anhaftung von Bakterien an die Blasenschleimhaut vermindert werden. Bakteriellen Harnwegsinfektionen kann so vorgebeugt werden.

### Kaliumarme Mineralwässer

Es gibt Hinweise dafür, dass Kalium-Ionen die Blasennerven von IC-Patienten reizt (siehe auch KCl-Test auf Seite 116). Versuchen Sie doch, ob es Ihnen hilft, kaliumarmes Mineralwasser zu trinken.

*Auch hier gilt: Jeder muss für sich austesten, was ihm bekommt. Allerdings müssen auch IC-Betroffene daran denken, dass ihr Körper sein Flüssigkeitspensum braucht.*

Auf der einen Seite wäre eine relativ hohe Trinkmenge wünschenswert, um das Kalium im Urin zu verdünnen, andererseits kann eine vermehrte Blasenfüllung auch wieder zu mehr Schmerzen und zu noch häufigeren Toilettenbesuchen führen.

## Harnblasenoperation als letzter Ausweg

Nach erfolglosen Behandlungsversuchen mit medikamentösen, physikalischen und intravesikalen Behandlungsansätzen stellt eine Operation für viele Patienten oft einen letzten Hoffnungsschimmer dar.

Bei der Operation ohne Entfernung der Blase wird selten eine Beschwerdefreiheit erreicht. Hierbei wird eine Harnableitung in den Darm konstruiert, das erkrankte Blasengewebe wird jedoch nicht entfernt.

Die Entfernung der Harnblase mit Anlage einer Darmersatzblase ist die am häufigsten angewandte chirurgische Technik bei IC.

Da die Entleerung der Ersatzblase nicht immer vollständig gelingt, muss von den betroffenen Patienten die Selbstkatheterisierung erlernt werden.

# Informationen zum Thema

Hier erfahren Sie, wo Sie weitere Informationen zu Harnwegsinfektionen und interstitieller Cystitis erhalten

## Harnwegsinfektionen

Zum Thema Harnwegsinfektionen gibt es eine Vielzahl von Seiten im Internet. Bei der Recherche zu diesem Buch fiel mir besonders die Seite http://www.medizinfo.de auf. Neben gut gegliederten und verständlichen Informationen zum Thema Harnwege wird dort noch ein Service zur kostenlosen Bestellung verschiedener Informationsbroschüren und eines Schmerztagebuches geboten.

## IC

Die deutsche Sektion der ICA (Interstitial Cystitis Association) hat gut fundierte Informationen rund um das Thema IC zusammengetragen und gibt eine Übersicht über medizinische Kongresse und Fachpublikationen. In einem Archiv findet man auch ältere Veröffentlichungen.

ICA Deutschland e.V., Förderverein interstitielle Cystitis

Adresse:
Untere Burg 21
53881 **Euskirchen**
Tel.: 02251–747 88
Fax: 02251–767 29
Internetadresse: www.ica-ev.de

## Schmerzen

IC-Patienten leiden unter chronischen Schmerzen. Es gibt mehrere Selbsthilfegruppen zum Thema Schmerz. Sie alle sind bei der Nationalen Kontaktstelle für die Unterstützung von Selbsthilfegruppen (NAKOS) aufgeführt. Zu finden unter:
www.patienten-information.de.

Die Deutsche Schmerzliga e.V. hilft Ihnen bei der Suche nach einem Schmerztherapeuten in Ihrer Nähe: www.schmerzliga.de

Adresse:
Deutsche Schmerzliga e.V.
Adenauerallee 18
61440 Oberursel
Tel.: 0700–375375375
Fax: 0700–37537538

Dort erhalten Sie auch das Buch »Gemeinsam gegen den Schmerz« sowie den Ratgeber »Der Schmerz – Wissenswertes und Behandlung« und die Broschüre »Schmerzen«.

## Der ICA-Deutschland e.V. Förderverein Interstitielle Cystitis

Wer eine Blasenentzündung hat, leidet unter Harndrang und Schmerzen. Im »glücklicheren« Fall stellt der Arzt Bakterien als Verursacher fest, findet das richtige Antibiotikum und die Probleme lassen nach einiger Zeit nach. Der Betroffene wird in Zukunft alles tun, um eine erneute Entzündung zu vermeiden.

Die Gründung des ICA-Deutschland e.V. erfolgte 1993, weil die Symptome nicht weggingen. Nicht nach einer Woche, nicht nach einem Monat, und auch nicht danach. Ratlosigkeit und Ausreden, Schuldzuweisungen und Verharmlosungen folgten. Erst eine Reise um die halbe Welt führte in den USA zu einer Diagnose und beginnenden Behandlung. Noch mal Glück gehabt?

Zur Abschaffung dieser unzufriedenstellenden Situation gründeten wir den gemeinnützigen Förderverein »ICA-Deutschland e.V.«

Zweck des Vereins ist:

- Die Forschung nach effektiven Behandlungs- und Heilungsmethoden bei interstitieller Cystitis zu förden
- Unterstützung hilfsbedürftiger Personen, die an interstitieller Cystitis erkrankt sind, ihnen Mut zu machen und Hilfestellung zu geben bei Schwierigkeiten mit Versicherungen, Behörden, Arbeitgebern oder in der Familie
- Informationen zur Krankheit einzuholen, zu sammeln und weiterzugeben

Der Verein ist international renommiert und verfügt über einen hochkarätigen internationalen medizinischen Beirat. Jeder kann Mitglied werden und die Arbeit des Vereins mit seinem Beitrag unterstützen. Beiträge und Spenden sind willkommen und steuerlich absetzbar. Spendenkonto bei der Volksbank Euskirchen eG, Konto 104 304 010, BLZ 382 600 82.

ICA Deutschland e.V.
Untere Burg 21
53881 Euskirchen
Tel. 02251/74780
Fax 02251/747-88
Internetadresse: www.ica-ev.de

# Sachverzeichnis

Abflussstörungen 24
Abwehrmechanismen, gestörte 22
Acetylsalizylsäure 51
Ackerschachtelhalm 71, 74
Akupunktur 121
Albuminurie 30
Aldosteron 14
Algurie siehe Brennen, Gefühl
Analgetika siehe Schmerzmittel
Analverkehr 93
Antibiogramm 35, 49
Antibiotika 46, 48. 53
Antibiotikabehandlung, empirische 40, 49
Antibiotikatestung, Sensitivität 39
Antidepressiva 112
Anzeichen, erste 62
Ausschlussdiagnose 107
Autogenes Training 121

Bakteriämie siehe Blut, Bakterien
Bakterien
–, antibiotikaresistente 25
–, Harn 24
Bärentraubenblätter 71, 72, 74
Bärentraubenblättertee 75
Bidetbenutzung 68
Bildgebende Verfahren 35
Birkenblätter 71, 76
Blasenentzündungen, Vorbeugung 102
Blasenlähmung 15
Blasenmuskulatur 15
Blasenpunktion, suprapubische 38
Blasentee 46, 48
Blut
–, Bakterien 30
–, Volumen 13
–. Zusammensetzung 13
Blutdruck 13
Blutgruppenantigene 23
Blutkörperchen, rote 31
Blutkörperchen, weiße 31
Brennen, Gefühl 26, 28, 106
Brennnesselkraut 71, 77
Butylscopolamin 52

Chlamydien 42
Chlor 89
Cranberry 59, 123

Dammbereich 86
Darmflora, Unterstützung 56
Dauerkatheter 25
Dauerschmerz, dumpfer 31
Diabetes 42
Durchspülungstherapie 46
Dysurie 26

Einzeltherapie, psychologische 122
Eiter 34
Eiweiß 32
Entstehungsmodelle der IC 107
Erreger, Resistenz 50
Erregernachweis 39, 40
Escherichia coli 24, 86

Familienplanung, natürliche 99
Fangopackungen 122
Fertigtees 70
Fieber 27, 28
Flüssigkeitszufuhr 46
Fußbad, ansteigendes 50, 66

Gepflogenheiten, sexuelle 36
Getränke, geeignete 46
Gleitcreme 92
Goldrute 79
Goldrutenkraut 71
Granulozyten 21

Harn, Keime 34
Harnabflussstörungen 22
Harnblase 15
Harnblasenoperation 131
Harndrang 15, 26
Harnleiter 14
Harnleiterstein 27
Harnreflux 22
Harnröhre
–, Entzündung 16
–, Schleimhaut 17

–, Unterschiede 16
Harnröhreninfektion 20
Harnsäuresteine 42
Harntreibende Mittel 65
Harnwegsinfektion (HWI) 20, 29
–, asymptomatische 25
–, Entstehen 21
–, Diagnose 34
–, Risikofaktoren 22
–, Symptome 28
–, Ursachen 23
–, Ursachen 26
–, wiederkehrende 58
Harnwegsobstruktionen 23
Hauhechel 71, 79
Hausapotheke 67
Heparin 113
Histamine 108
Homöopathika 68
Hormone 95
Hormonspirale 96
Hygienemaßnahmen 88

IC siehe Interstitielle Zystitis
Immunabwehr, stärken 59
Immunglobuline 21
Immunsuppressiva 113
Immunsystem 29
Interstitielle Zystitis 23, 106
–, Diagnose 110
–, Ernährung 123
–, Therapie 111

Joghurt 57

Kalte Füße 30
Kalziumzitrat 63
Katheterurin 38
Katheterzystitis 23
KCl-Test 110
Keime, nosokomiale 25, 41
Keimlage 35
Kleinkinder 42
Kondome 92
Krampflöser 53, 113
Kurzzeittherapie 53

L-Arginin 113
Liebstöckelwurzel 71, 81
Löwenzahnwurzel 71, 82

Massagen 122
Meerrettichwurzel 71, 78
Metamizol 53
Metronidazol 43
Milchsäurebakterien 24, 57
Mineralwasser, kaliumarmes 123
Mittelstrahlurin 38
Morgenurin, konzentrierter 40
Muskelrelaxation nach Jakobson 121
Muttermundkrebs 91

Natronpulver 63
Nieren 12
Nierenbecken 12
Nierenbeckenentzündung 30
Nierenbeckenkolik 26
Nierenentzündung 26
Nierenhormone 14
Nierenkolik 26
Nierenkörperchen 12
Niernkapsel, Spannung 31
Nitritreaktion 37
Nykturie 106

Öle, ätherische 46
Opioide 119
Oralverkehr 94
Orthosiphonblätter 71, 79
Östrogenmangel 59
Östrogenproduktion, zurückgehende 36

Papillen 12
Paracetamol 53
Parson-Test 110
Patientengespräch 35
Pentosanpolysulfat 112
Petersilienwurzel 71
Phasenkontrastmikroskop 39
pH-Wert 24
pH-Wert, Urin 39
Ping-Pong-Effekt 43
Pollakisurie 106
Prostaglandine 113

## Sachverzeichnis

Prostata
–, Adenom 21
–, Entzündung 21
Proteinausscheidung 37
Proteus 25
Pseudomonas 25
Pyelonephritis 20, 29
–, hämatogene 17

Queckenwurzelstock 71

Radiogene Zystitis 23
Reinigungsprozedur, Toilette 86
Renin 14
Resturin 30

Sandelholz, weißes 71
Säuglinge 42
Scheidenflora 58
–, veränderte 36
Schließmuskel 15
Schmerz 26
Schmerzen 15
–, Minderung 46
–, Nierengegend 28
–, Wasser lassen 26
Schmerzmittel 50
–, Regeln 120
Schmerztagebuch 115
Schmerztherapie, nichtmedikamentöse 120
–, Stufenschema 118
Schüttelfrost 31
Schwimmbad 89
Screening 25
Sediment 32
Sexualleben, Fragen 36
–, Hygiene 90
–, erfülltes 90
Sitzbäder, Vermeiden 88
Sofortprogramm 62
Sonographie siehe Ultraschalluntersuchung 41
Spasmolytika siehe Krampflöser
Steinerkrankungen 39
Sympathikus 14

Tauchnährboden 39
Teemischungen, industrielle 70
Tees 65
Toilettengang 64
Toilettenhygiene 88
Toilettenpapier, Sauberkeit 86
Toilettentücher, feuchte 88
Trichomonaden 40, 43
Trinken 46
Tubuli 12
Ultraschalluntersuchung 37, 41
Unterleibsentzündung, chronische 97
Untersuchung, körperliche 36
Unterwäsche, Bakterien 86
Urether siehe Harnleiter
Urethralsyndrom 42
Urethritis siehe Harnröhreninfektion
Urin, Bakterienbeimengung 29
–, bakteriostatische Wirkung 21
–, Blut 27, 28, 29
–, Blutbeimengungen 39
–, Eiweißgehalt 39
–, neutralisieren 63
–, Normwerte 40
–, Zuckergehalt 39
Urinfarbe 39
–, gesunde 31
Uringewinnung 38
Urinuntersuchung 37
Urogenitaltrakt 12
Urosepsis 31

Vaginalverkehr 92
Verhütungsmittel 94
–, chemische 97
Vollbäder 89
Vorsorgeuntersuchung 25

Wacholderbeeren 71
Wärme 50, 65
Wechseljahre 36
Wollsocken 66

Zylinder, granulierte 39
Zystitis siehe Harnwegsinfektion
Zytoskopie 110
Zytostatikazystitis 23